DAS MANN-FRAU-GEHEIMNIS

Johannes Huber
Das Mann-Frau-Geheimnis

Alle Rechte vorbehalten
© 2023 edition a, Wien
www.edition-a.at

Cover: Bastian Welzer
Satz: Silja Andrej

Gesetzt in der Ingeborg
Gedruckt in Europa

2 3 4 5 6 — 26 25 24 23

ISBN 978-3-99001-659-6

JOHANNES HUBER

DAS MANN FRAU GEHEIMNIS

Die faszinierenden Unterschiede zwischen den Wunderwerken Mann und Frau

Aufgezeichnet von
Thomas Köpf & Andrea Fehringer

edition a

INHALT

ERSTER TEIL
Der große innere Unterschied
27

ZWEITER TEIL
Das große Gleichgewicht und seine Grauzonen
81

DRITTER TEIL
Die Natur duldet keine Späße
97

VIERTER TEIL
Der Geschlechtsunterschied in
den einzelnen Organen
125

FÜNFTER TEIL
Der Einfluss der Umwelt
191

Einleitung

Dieses Buch handelt von Unterschieden zwischen Frauen und Männern, die dem Postulat der biologischen Gleichheit der Geschlechter unwiderlegbare naturwissenschaftliche Fakten entgegenhalten. Von Unterschieden, die den meisten Frauen, vor allem den Müttern, aber auch den meisten Männern intuitiv bewusst sind, die aber, wissenschaftlich herausgearbeitet, doch immer wieder Aha-Erlebnisse bewirken. Von Unterschieden auch, die sich weder wegoperieren, weghormonbehandeln, wegdiskutieren noch wegregulieren lassen. Sie zeigen, dass beide, sowohl Frauen als auch Männer, Wunderwerke der Natur sind, von der Evolution in den 300 Millionen Jahren seit der Entstehung der Zweigeschlechtlichkeit geschaffen, aber eben überaus unterschiedliche Wunderwerke.

Ehe Ihnen einige dieser Unterschiede erzählt werden, hoffentlich unterhaltsam aufbereitet und manche Ihrer Rätsel bezüglich des anderen Geschlechtes lösend, soll kurz erklärt werden, weshalb dieses Buch geschrieben wurde. Es beginnt in den 1990er-Jahren im Wiener Allgemeinen Krankenahaus.

Trans... was?

Kurz vor der Jahrtausendwende war ich als Leiter der Abteilung für Endokrinologie und Reproduktionsmedizin am Wiener Allgemeinen Krankenhaus (AKH) vermehrt mit einer bis dahin weitgehend unbekannten Patientengruppe befasst. Wir behandelten vor allem Frauen mit Hormonstörungen oder unerfülltem Kinderwunsch. Dabei praktizierten wir eine interdisziplinäre, frauenspezifische Medizin und führten Hormonbehandlungen durch, die damals an sich noch recht neu waren. Unsere Hormonambulanz gab es erst seit den frühen 1980er-Jahren.

Die nun neu hinzukommenden Patienten litten besonders stark an ihrer Lebenssituation, wozu erschwerend kam, dass sie kaum darüber zu sprechen wagten. Sie brauchten Hormonbehandlungen, um sie selbst sein zu können. Es handelte sich um Männer, die das Gefühl hatten, im falschen Körper geboren worden zu sein und die deshalb Frauen werden wollten. Was sollten wir für sie tun?

Die Betroffenen waren schon auf viel Unverständnis und Widerstand gestoßen, ehe sie den Weg zu uns gefunden hatten. Also überlegten wir. Sie standen unter enormem Leidensdruck, so viel war klar. Sie fühlten sich nicht wohl in ihrer Haut. Es war also unsere medizinische Pflicht und unser Bedürfnis, ihnen zu helfen. Aber wie?

Zunächst agierten wir beratend, wobei wir Psychologinnen und Psychologen einbanden. Danach führten wir die ersten Hormonbehandlungen durch. Mit der Zeit ging aus der Hormonambulanz eine eigene Transgender-Ambulanz hervor, die ebenfalls unter meiner Leitung stand, die erste im akademischen deutschsprachigen Raum.

Zu den Hormonbehandlungen kamen bald auch chirurgische Eingriffe, also geschlechtsangleichende, genitale Behandlungen in Absprache mit der plastischen Chirurgie, der Urologie und anderen Fachbereichen im AKH.

Unsere Arbeit polarisierte innerhalb der medizinischen Fachdisziplinen. Wir ernteten von Kolleginnen und Kollegen teils Kritik, doch wir konnten uns auch über Beistand und Hilfe freuen. So etwa unterstützte uns die Stadt Wien, indem sie die notwendigen Strukturen schuf. Ambulanzzeiten mussten bewilligt und Schreibkräfte eingestellt werden. Dabei halfen auch der damalige Leiter des AKH, Prof. Reinhard Krepler, und später die Stadträtin Wessely maßgeblich mit. Unsere Oberärztin Dr. Ulrike Kaufmann war von der Gründung der Ambulanz an dabei und leitet sie in fleißiger und umsichtiger Weise noch heute.

Die Bevölkerung sah unsere Arbeit entspannt. Sie reagierte zwar vereinzelt mit Kopfschütteln, griff uns jedoch nicht an. So konnte sich die Ambulanz den Status eines Kompetenzzentrums für Transsexualität erarbeiten und immer mehr an Bedeutung gewinnen. Ich bin stolz darauf, an ihrer Gründung beteiligt gewesen zu sein und bei so vielen Betroffenen an einer Lösung ihrer offensichtlichen Notlage mitgewirkt zu haben. Wer kann schon nachvollziehen, welche psychische Belastung es bedeutet, sich im falschen Körper zu wähnen, und welche Ängste, Depressionen und Identitätskrisen damit einhergehen?

Es erfüllt mich jetzt allerdings mit Sorge, wenn ich die aktuellen Entwicklungen auf dem Gebiet der Transgenderdebatte verfolge. Hier ufert gerade etwas aus und verliert dabei seinen eigentlichen Sinn. Vor allem drei Entwicklungen muss man aus medizinischen und ethischen Gründen als Arzt, Endokrinologe und Gynäkologe als gefährlich einstufen. Die eine ist das zunehmende Vordringen dieser Debatte in die Welt der Kinder und Jugendlichen. Die zweite ist die Verve, mit der die Politik dabei das Private an die Öffentlichkeit zerrt. Die dritte ist die Abschaffung der Frau, worauf das Einebnen der Geschlechterunterschiede hinausläuft.

Aber der Reihe nach.

Eine Gesellschaft definiert sich immer auch durch ihren Umgang mit Minderheiten. Deshalb braucht auch ihr Umgang mit Transpersonen eine Übereinkunft. Die kann im Kern nur darin bestehen, dass es eine Privatangelegenheit ist, wer sein Geschlecht wie definiert und wer seine Sexualität wie auslebt. Alle Menschen sollen auch in diesem Bereich selbstbestimmt und gleichberechtigt sein und tun können, was sie wollen. Wer würde dem widersprechen? Und was sonst wäre dazu noch zu sagen? Der Rest ist aus guten Gründen eben Privatsphäre.

Doch eine vor allem dem linken politischen Spektrum zuordenbare Gruppe von Meinungsbildnern scheint besessen zu sein. Besessen von Sexualität, Geschlechteridentität und einer forcierten öffentlichen Diskussion darüber. Trotz aller Umfragen, die belegen, dass die Bevölkerung dringlichere Probleme und andere Interessen hat, mischen sich alle ein, Nichtregierungsorganisationen, Schulen, Arbeitgeber, politische Parteien und sogar Regierungen.

In Deutschland zum Beispiel formulierte der parlamentarische Staatssekretär des Familienministeriums und Queer-Beauftrage der Bundesregierung, Sven Lehmann, unter dem Titel *Queer leben* einen nationalen Aktionsplan zur Akzeptanz und zum Schutz sexueller und geschlechtlicher Vielfalt. Lehmann fordert darin eine aktive Politik gegen Diskriminierung ein, die unter anderem auf eine Änderung des deutschen Grundgesetzes, also der deutschen Verfassung, hinausläuft. Aus bestimmten Gründen scheint man hier gegen offene Türen laufen zu wollen – denn diesen gesetzlichen Schutz gibt es seit langem.

Gemäß einer Übereinkunft der Ampelregierung im Koalitionsvertrag will er den Gleichbehandlungsartikel der Verfassung um ein Verbot der Diskriminierung wegen sexueller Identität ergänzen. Das ist etwa so sinnvoll, wie ein politischer Vorstoß, das Verbot des Tötens von Menschen durch ein Verbot des Tötens von Menschen aufgrund von Habgier zu ergänzen.

Worum geht es Lehmann, der die Sinnlosigkeit seines Vorstoßes ja erkennen muss, wirklich? Um sein Profil als moderner Politiker? Um die Schlagzeile? Müssen wir wirklich dafür das Private um jeden Preis politisch machen?

Auch Lehmann schreckt übrigens nicht davor zurück, Kinder und Jugendliche mit in die Sache hineinzuziehen. Auf sie legte er sogar einen besonderen Fokus seines Aktionsplanes, und er weiß sich dabei wohl gut eingebettet in die aktuelle Diskussions- und Aktionskultur. Denn die

Zielgruppen, an die sich die Politik mit ihrem Sendungsbewusstsein in Sachen Geschlechteridentität heranwagt, werden immer jünger. Selbst vor Kindergärten macht sie nicht mehr Halt.

In Zürich zum Beispiel sorgte eine Veranstaltungsreihe mit dem Titel *Drag Story Time* für Aufsehen. Dabei handelte es sich um ein freiwilliges Angebot an Schweizer Kindergärten, Dragqueens sollten den Kindern etwas vorlesen.

Die kritischen Fragen, was und wie viel so ein Auftritt wirklich bringt, ob er nicht womöglich zu Abwehrreflexen und Verwirrung führt und ob nicht gerade die kindliche Sexualität der Privatsphäre und dem individuell höchst unterschiedlichen Entdeckungsprozess zu überlassen ist, wagte niemand mehr zu stellen, nachdem ausgerechnet eine groteske rechtsradikale Gruppierung mit Fackeln und Parolen gegen die *Drag Story Time* demonstriert hatte.

In den vergangenen Jahren haben derartige Eingriffe in die Privatsphäre junger Menschen allerdings immer wieder für Irritationen gesorgt, und zwar quer durch alle Altersgruppen. In einem Gymnasium in der Steiermark sollten Jugendliche auf einen Zettel schreiben, wie oft sie onanieren. Einem Schüler fiel der Zettel aus der Hand und ein Mitschüler schnappte ihn sich und las ihn laut vor der ganzen Klasse vor. Dass der betroffene Schüler das vielleicht sein Leben lang als quälende Erinnerung mit sich tragen wird, versteht jeder einigermaßen empathische Mensch von selbst.

In einer Wiener Volksschule dienten Sexpuppen als Anschauungsobjekte. Dazu sollten Kinder Kondome über Sektgläser stülpen. Nebenbei erhielten sie den pädagogisch fragwürdigen Hinweis, Pornos seien Actionfilme mit anderen Inhalten.

Die Folge waren auch hier überforderte, verstörte, beschämte oder peinlich berührte Kinder. In einem dokumentierten Fall riss ein kleiner Junge nach so einem Unterricht zum Entsetzen aller beteiligten Eltern einer Freundin seiner Schwester das Kleid vom Leib.

Die Schulen dürfen sich jedenfalls auch ohne Lehmanns Aktionsplan beim »Gendern« und frühzeitigen Sexualisieren von kleinen Kindern von der europäischen Politik gedeckt fühlen. So veröffentlichte das europäische Büro der Weltgesundheitsorganisation (WHO) im Jahr 2010 als Rahmenkonzept für politische Entscheidungsträger, Bildungseinrichtungen, Gesundheitsbehörden, Expertinnen und Experten seine Standards für die Sexualaufklärung in Europa. Dieses Papier legitimierte das Thema Selbstbefriedigung in Kindergärten samt eigens dafür eingerichteten stillen Ecken.

Fazit. Es gibt Bereiche, in denen Öffentlichkeit nur Schaden anrichten kann. Der heikelste all dieser Bereiche ist die Sexualität, und hier wiederum ist der allerheikelste die Entwicklung der kindlichen Sexualität. Niemand hat das Recht oder gar die Pflicht, in diesen Bereich lautstark mit einer politischen Agenda hineinzuplatzen.

Die Abschaffung der Frau

Eine paradoxe Situation ergibt sich durch die Genderdebatte für den Feminismus. Er wird dabei überflüssig. Denn wozu brauchen wir noch einen Feminismus, wenn es keine *feminae*, also keine Frauen mehr gibt? Wozu brauchen wir dann noch Frauenrechte?

Frauen wegzukonstruieren und ein Einheitsgeschlecht zu schaffen, das ist, konsequent zu Ende gedacht, das eigentliche Ziel der Genderbewegung. Selbst den einflussreichen, 1981 in Hamburg gegründeten Menschenrechtsverein für Frauen *Terre des femmes* spaltet dieser Gedanke.

In der Schweiz, künftig auch in Deutschland und früher oder später dann wohl in vielen anderen Ländern können Bürgerinnen und Bürger ab 14 ihr Geschlecht bereits per Amtsweg ändern lassen, ohne hormonelle Behandlungen oder chirurgische Eingriffe. Nicht mehr unsere Physiologie bestimmt, ob wir Frauen oder Männer sind, sondern ein Formular.

Die freie Wahl haben Wechselwillige nicht nur zwischen den Varianten »Frau« und »Mann«, als dritte Option steht ihnen »divers« zur Verfügung. Dies beinhaltet auch nichtbinäre (nicht ausschließlich als männlich oder weiblich identifizierbare) und genderfluide (Begriff für eine Geschlechtsidentität, die sich im Laufe der Zeit oder je nach Situation ändert) Menschen und macht die Lage noch etwas verzwickter. Denn wer das Kästchen »divers« ankreuzt, entscheidet sich im Grunde für alles und nichts, mit allen daran geknüpften verwaltungstechnischen Schwierigkeiten.

Können wir wirklich getrenntgeschlechtliche Toiletten haben, Frauenquoten schaffen oder im Sport zwischen Männern und Frauen unterscheiden, gleichzeitig aber jegliche Kategorisierungen von Mann und Frau wieder aufbrechen? Rein organisatorisch betrachtet ist es da tatsächlich sinnvoller, die Geschlechterzuordnung gleich ganz aufzugeben, zumindest auf amtlicher Ebene. In einem Staat gibt es dann formal keine Frauen und keine Männer mehr, sondern einfach nur noch Menschen.

Einige Fragen blieben dann freilich zu diskutieren. Was tun bei Wehrpflicht und Rentenantrittsalter? Bei Spitälern, Frauenhäusern oder Toiletten? Wollen wir uns wirklich mit solchen Problemen konfrontieren? Und wozu eigentlich? Weil es politisch inkorrekt zu werden droht, einfach nur ein Mann oder eine Frau zu sein?

Tatsache ist, dass sich die Position westlicher Gesellschaften zum Geschlecht in den vergangenen Jahrzehnten verändert hat. »Queer« hat seinen Platz in der Gesellschaft gefunden und das ist gut so. Dennoch müssen wir weiterhin definieren, wer wann wo und warum als Frau oder als Mann gilt. Nur so können wir Menschen, vor allem Frauen, vor Benachteiligungen schützen. Derzeit sind wir davon aufgrund einer falsch geführten Diskussion und überstürzten, unlogischen Vorschlägen und Gesetzen weit entfernt.

Die Evolution hat rund 300 Millionen Jahre lang daran gearbeitet, die Zweigeschlechtlichkeit zu etablieren und auszuformen. In dem Bestreben, sie infrage zu stellen, drücken sich ein Hochmut, eine Arroganz und eine Geringschätzung gegenüber der Schöpfung aus, wie es sie in der Geschichte der Menschheit noch nie gegeben hat. Das Ansinnen ist zudem lächerlich. Denn die beiden Geschlechter handstreichartig einfach abzuschaffen, ist natürlich völlig ausgeschlossen, wie das Folgende eindrucksvoll belegen wird.

In Wirklichkeit kann das auch niemand wollen, denn die evolutionär gewachsenen Unterschiede zwischen dem Wunderwerk Frau und dem Wunderwerk Mann gehören zum Faszinierendsten und mitunter Geheimnisvollsten, das dieses Leben, dieser Planet und unsere Biologie, Psychologie und Seelenkunde zu bieten hat.

Was Sie erwartet

Hinter allem steht die große Autorität, Ihre Majestät, die Natur. Man darf nicht diese Kaltblütigkeit an den Tag legen, allzu schnell alles infrage zu stellen. Denn auf dem langen Weg vom Einzeller zu den Pflanzen, zu den Tieren und letztendlich zum Menschen, hat die Evolution jede Menge Wunder vollbracht. Vor diesem Hintergrund sollte man auch die Zweigeschlechtlichkeit sehen.

Das Leben ist die schönste Erfindung der Natur. Dieses Meisterwerk, dieses Wunder, durchdacht bis in die letzte Zelle, verlangt geradezu danach, einen Blick hinter die Kulissen der Entstehungsgeschichte zu werfen. Es geht darum, zu verstehen, warum wir so geworden sind, wie wir sind. Die Evolution hat sich viel überlegt, um uns zum heutigen Menschen zu machen. Da waren grundlegende Veränderungen notwendig, allerhand Anpassungen und jede Menge Nachbesserungen. Wie bei einem Bildhauer, der sein Werk schon lange vor Augen hat, es aber noch in mühseliger Kleinarbeit aus dem riesigen Steinblock heraushämmert und freilegt.

Die Natur ist über die Maßen erfinderisch, wenn es heißt, eine Art zu gestalten und ihr Fortbestehen zu sichern. Mit einem entscheidenden Vorteil: Die Evolution hat sich für ihr Vorhaben mehr Zeit genommen, als der Mensch sich vorstellen kann. Da vergehen schon einmal ein paar Hundert Millionen Jahre, ohne dass wer auf die

Uhr schaut oder zu einem Termin hastet. Zeit ist nur ein Vektor im unendlichen Raum, ein Anhaltspunkt, nicht mehr. Mutter Natur hat keinen Stress. Alles blüht und gedeiht nach eigenem Tempo und bestimmter Fasson.

Der Weg vom Einzeller zu den rund 75 Billionen Zellen, aus denen wir heute bestehen, war mühselig und gefährlich. Ein kosmischer Ultra-Marathon.

Einige Meilensteine dieser Reise wollen wir hier näher betrachten. Schon zu Beginn gab es ein entscheidendes Problem: Der Einzeller war in seiner Beschaffenheit ziemlich simpel gestrickt. Der Einfaltspinsel konnte sich nur teilen und eine gleiche andere Zelle bilden, sonst nichts.

Beide Zellen waren ident. Eine ziemlich langweilige Art der Weitergabe: Aus eins mach noch eins. Mehr war nicht drinnen. Die Natur überlegte sich also, wie sich hier der Horizont am besten erweitern ließe, damit eine Diversifizierung stattfindet, eine Anpassung an die Umwelt, eine Weiterentwicklung, ein Upgrade.

Es kommt einem so vor, als hätte die Evolution ein Forschungslabor der Ewigkeit vor Augen gehabt, inklusive Think-Tank und Quantencomputer. Denn immer schon oblag es dem Bauplan des Schicksals, neue Experimente anzugehen, um die Entwicklung der Menschheit auf Schiene zu bringen.

Viren als Treiber der Fortpflanzung

Um der Langeweile der Einzeller etwas mehr Pep einzuhauchen, griff die Evolutionsbiologie auf Viren zurück. Diese Viren nisteten sich im Genom der Zellen ein, aber nicht um sie krank zu machen oder gar zu töten, sondern um mit ihnen zu kooperieren. Genial eigentlich: Wer zusammenarbeitet, schafft neue Möglichkeiten biologischer Expansion – das beinhaltete ein völlig neues Verständnis der Evolution.

Die Natur nutzte die Viren zur Fortpflanzung.

Auf Dauer schien diese Zweckgemeinschaft aber zu unsicher. Viren halten sich nicht immer an Abmachungen, sie folgen ihrer eigenen Logik und die ist ziemlich egoistisch. Die Evolution hatte eine andere Idee, um den Aktionsgrad des Schaffens zu erweitern. Sie beschloss: Wir machen zwei unterschiedliche Lebewesen, und diese Lebewesen kommen dann zusammen, können ihre Gene austauschen und so immer wieder Neues in einem dritten Lebewesen entstehen lassen. Wir splitten das Leben, um auf die Zukunft zu bauen.

Der Plan sah vor: Zwei unterschiedliche Zellen sollten sich zu einer dritten verschmelzen und dabei alle Gene neu ordnen, um eine bessere Anpassung zu ermöglichen. Das Schicksal sah sich um und nickte zufrieden. Die Geschlechter waren entstanden.

Diese völlige Neuorientierung in der Entstehungsgeschichte wäre durch reine Mutation nicht passiert. Das hätte viel zu lange gedauert. Der Clou war, fremde DNA zu inkorporieren und zum Teil unseres Genoms zu machen. Der Mensch heute besteht zu einem beachtlichen Teil aus Viren-DNA, das nur nebenbei.

Ob sich eine Zelle männlich oder weiblich ausbildte, war zunächst äußerlichen Einflüssen geschuldet. Wärme, Nahrungsangebot und Umwelt entschieden darüber, welches Geschlecht die Zelle annahm.

Bei wärmeren Temperaturen entstanden bei manchen Arten eher Weibchen, doch damit werden wir uns im Laufe des Buches noch ausführlicher beschäftigen. Mutter Natur war diese geschlechtsbildende Wankelmütigkeit, basierend auf Zufallserscheinungen, zu vage. Aus dem Grund stellte sie dafür ein eigenes Chromosom ab: das Y-Chromosom. Adam war geboren. Servus.

Mit Eva an der Hand. Der Mann und die Frau. Aus einer Überlegung der Evolution. Dahinter steht die große Autorität von Mutter Natur.

Der Mensch besteht aus zwei Hormonwelten

Der Unterschied zwischen dem männlichen Y-Chromosom und dem weiblichen X-Chromosom war gewaltig, eine Revolution. Er bestimmte nicht nur das Geschlecht, sondern durchströmte das ganze Lebewesen auf wundersame Weise und schuf zwei Hormonwelten. Doch bei dieser Einteilung des Menschen in zwei Gruppen gab es immer wieder auch Grauzonen, wo die Zuordnung nicht immer hundertprozentig genau zu treffen war.

Wir werden noch von Berühmtheiten aus der Historie hören, die mit den sogenannten Normvarianten von Mann und Frau nicht übereinstimmten. Frankreichs Nationalheldin Jeanne d'Arc, die Jungfrau von Orléans, hatte in Wahrheit männliche Gene. Königin Elisabeth von England litt am Mayer-Rokitansky-Küster-Hauser-Syndrom (kurz MRKHS), einer angeborenen Fehlbildung des weiblichen Genitals. Sie hatte keine Scheide, konnte keinen Geschlechtsverkehr ausüben und auch keine Kinder bekommen.

Aberrationen gab es immer wieder. Die Natur hat ihre Launen und experimentiert. Die Geschichte ist voll von berühmten Fällen, die die Ausnahme bildeten. Es war immer so, und das muss man auch akzeptieren. Doch im Großen und Ganzen war die genetische und hormonelle Zweigeschlechtlichkeit am erfolgreichsten.

Damit kein falscher Eindruck entsteht: Ich habe eine, wie schon eingangs erwähnt, Transgender-Ambulanz im AKH gegründet. Wir waren die Ersten im deutschsprachigen Raum, die das auf universitärem Boden gemacht haben.

Aber seit einiger Zeit haben europäische Politiker, vor allem in Deutschland, diese Kaltblütigkeit, das an sich vorprogrammierte Wunderwerk Mensch zu annullieren und es dem Amt oder einem sozialen Konstrukt zu überlassen, ob man sich dem einen oder anderen Geschlecht angehörig fühlt. Übersehend, dass man damit – und das ist uns Gynäkologen natürlich extrem wichtig – eines infrage stellt, nämlich was wir immer wieder in der letzten Zeit propagiert haben: dass es in der Medizin eine geschlechterunterschiedliche Behandlungsmöglichkeit geben muss und gibt.

Geschlechtsspezifische Medizin bedeutet, eine für Mann und Frau maßgeschneiderte Behandlung zu ermöglichen. Dass Männer und Frauen oftmals an ein und der derselben Krankheit in ganz unterschiedlicher Weise leiden, wird in diesem Buch anhand von zehn Fakten aufgezeigt. Das Mann-Frau-Geheimnis – für Sie gelüftet und zwischen zwei Buchdeckel gebettet.

Krankheiten verlaufen anders bei Mann und Frau

Krankheiten sind nicht unisex. Sie verlaufen anders, wenn der Mensch eine Frau oder ein Mann ist. Darüber lässt sich nicht streiten. Der Medikamentenverbrauch, die Metabolisierung, die Erscheinung, überhaupt der gesamte Verlauf von Krankheiten. Wenn man das jetzt zu annullieren versucht, ist die Chance auf individuelle Betreuung aussichtslos.

Ich möchte auch davor warnen, bei noch nicht abgeschlossener Pubertät eine Geschlechtsveränderung zu starten und Pubertätshemmer einzusetzen, die erwiesenermaßen Hirntumore hervorrufen können. Dieses grob fahrlässige Unterfangen scheint in der hitzigen Diskussion völlig untergegangen oder ausgeklammert worden zu sein.

Dass bei der Verabreichung solcher Medikamente mitunter Meningeome entstehen, wie das im Fachjournal *The Lancet* veröffentlicht wurde, scheint in der Debatte rund um die sogenannte Gender-Fluidität niemanden zu interessieren.

Es gibt Dutzende Arbeiten, die zeigen, dass wenn man in der Pubertät solche Hemmer verwendet, um zum Beispiel die Androgene, die männlichen Hormone, zu unterdrücken, eben mit der Zeit neurologische Probleme auftauchen können. Und das wird im multimedialen Streit momentan völlig negiert. Warum? Entweder wissen es die Politiker nicht, oder sie verschweigen es. Aber wahrscheinlich wissen sie es nicht. Wenn sie es wirklich nicht verstehen, dann trifft das zu, was immer wieder gesagt wird – nämlich:

In der Politik sind die Unbelesenen und die Unerfahrenen im Vormarsch.

Steht die Evolution an einer neuen Schwelle?

Die Entscheidungsträger mögen ahnungslos sein, was die medizinischen Hintergründe betrifft, dennoch haben sie die Macht, aus ihren kruden Ideen Gesetze zu schmieden.

Darüber werden wir uns ausführlich unterhalten.

Abschließend soll noch die Frage gestellt werden, warum die Änderung des eigenen Geschlechtes zu einem Hauptthema unserer Zeit geworden ist? Ist es ein nicht ungefährlicher – Trend, der von Social-Media-Influencern und gewissen Medien propagiert wird? Oder gibt es vielleicht biologische Ursachen dafür, die in jenem Ozean von hormonähnlichen Stoffen liegen, der als ein noch nicht ganz wahrgenommenes Gefahrenmoment in der globalen Verschmutzung zu finden ist. Und so vielleicht das reproduktive Ende des hedonistischen Zeitalters einläutet, noch bevor die Erdtemperatur um einige Grade ansteigt.

Oder ist es womöglich doch so, dass wir an einer neuen Schwelle der Evolution stehen? An einem Punkt, wo sich der Mensch in seiner geschlechtlichen Ausrichtung verändert?

Sehen wir uns die Fakten an. Die Medizin kennt reichlich Antworten.

ERSTER TEIL

Der große innere Unterschied

Jede Schöpfung unterliegt einer gewissen Zeitlichkeit. Vielleicht haben diejenigen ja tatsächlich recht, die dem Menschen die natürlich gegebene Zweigeschlechtlichkeit absprechen. Weil es gerade schicklich ist und ein Narrativ bedient, das manche mit Freiheit und Wandel verwechseln.
Leben ist Entwicklung.

Wir Menschen haben eine Kindheit, wir werden erwachsen, wir haben ein Ende. Der Endlichkeit und der Zeitlichkeit unterliegen auch die großen Zivilisationen und Kulturen, genauso wie wir Menschen. Sie sind mit einem Leben vergleichbar: die Ägypter, die Römer, die Völkerwanderung, Byzanz, China, Südamerika. Kulturen entstanden da und dort, hatten ihren Höhepunkt und gingen letzten Endes wieder unter. Das ist der Lauf der Dinge. Der Kreis der Ewigkeit.

Entstehung, Aufstieg und Zerfall.

Oder das Denken im Allgemeinen. Das kollektive Bewusstsein mancher großen Ideen. Die Demokratie zum Beispiel, vielleicht hat auch sie ein Ende, obwohl wir sie heute als die beste aller Möglichkeiten ansehen. Alles war schon da, veränderte sich und schuf Platz für Neues. Ob das auch für die Zweigeschlechtlichkeit gilt?

Es kommen immer wieder Gedanken, die florieren, die angebetet werden, und dann verschwinden sie wieder hinter dem Gazeschleier der Geschichte.

Das Ganze gilt natürlich auch für die kosmische Welt. Vor fünf Milliarden Jahren ist unser Sonnensystem entstanden. In weiteren fünf Milliarden Jahren wird der Andromedanebel unser Sonnensystem okkupiert haben, und es wird nicht mehr da sein. Auch für den Kosmos scheint die Endlichkeit zu gelten – genauso wie für das, was wir Leben bezeichnen. Alles Wimpernschläge.

Als Gynäkologe kennt man den Atem der Schöpfung

Das Wunder Leben. Als Gynäkologe hat man gegenüber der Natur einen anderen Zustand und vor allem eines: höchsten Respekt. Wenn man bei einer werdenden Mutter eine Ultraschalluntersuchung macht und das heranwachsende Leben bestaunt, ist das ein wunderbares, geradezu atemloses Gefühl. Ein Erlebnis, als würde man dem Herzschlag der Schöpfung lauschen. Wie das pulsiert! Diese Weitergabe des Seins. Der Atem der Schöpfung.
Man ist so nah an dem Zauber, der unsere Art erhält.
Bei weitem keine Zufallserscheinung. Um das Leben möglich zu machen, hat Mutter Natur höchst erfinderisch gearbeitet. Gerade vor dem Aspekt der Zweigeschlechtlichkeit soll das einmal gesagt sein. Denn am Anfang waren die Photonen da.

Am Anfang war das Licht. Die Photonen. Durch Energiezufuhr können sie Radikalreaktionen hervor-

rufen. Radikale! Sie zerstören alles. Was hat Mutter Natur gemacht? Sie hat sie eingefangen, diese Photonen, und daraus den Spirit gemacht: durch Kohlenstoff, Wasserstoff und Photonen ist das Königreich der Pflanzen entstanden.

Die Evolution fand für alles eine Lösung. Auch beim Sauerstoff. Sauerstoff ist wie ein Elektronenräuber, der alles kurzfristig zerstört. Mutter Natur musste sich etwas einfallen lassen, um das Leben am Leben zu erhalten. Sie nahm den Sauerstoff und machte in den Mitochondrien Energie daraus. Das war der rote Faden des Lebens, der nie ganz abgerissen ist. Und im großen, holistischen Konzept dieser genialen Arbeit lässt sich eben auch die Zweigeschlechtlichkeit betrachten. Der Bauplan Mensch.

Die Natur schuf interessanterweise die Wirbelsäule und damit den Grundbaustein für den viel später möglichen aufrechten Gang – etwas, über das nur der Mensch verfügt, ein mechanistisches Wunderwerk. Gleichzeitig schuf die Evolution zwei Körperhälften und legte manche Teile doppelt an, damit man ja auf Nummer sicher geht.

Hinter alldem steht die große Autorität, Ihre Majestät, die Natur und die Evolution. Man muss sich hüten und darf nicht diese Kaltblütigkeit an den Tag legen, allzu schnell alles infrage zu stellen. Vor diesem Hintergrund sollte man auch die Zweigeschlechtlichkeit sehen. Auf dem langen Weg vom Einzeller zu den Pflanzen, zu den Tieren und letztendlich zum Homo sapiens. Zu Mann und Frau.

Die Epigenetik, Bindeglied zwischen Genen und Umwelt

Um sich anpassen zu können, um neues Leben zu schaffen, gibt es Mutationen. Doch sie sind evolutionstechnisch gesehen mühsam. Sie brauchen oft sehr lange, um sich zu entwickeln, und gehen mitunter in die Irre. Das war der Grund, warum sich die Natur zunächst Viren zu den Einzellern geholt hatte. Bekanntermaßen sind Viren aber heimtückisch und treiben es bisweilen zu weit. Deswegen erfand Mutter Natur einen Schutzmechanismus. Trieben es die Viren zu bunt, wurden sie kaltgestellt. Und zwar über die Epigenetik.

Die Epigenetik war erfunden. Dieses wundersame Bindeglied zwischen Umwelteinflüssen und Genen. Die Epigenetik bestimmt mit, wann und unter welchen Voraussetzungen ein Gen eingeschaltet oder deaktiviert wird. Sie ist wie die Hand, die einen Lichtschalter bedient.

Gelingt es der Epigenetik, übermütige Gene ruhigzustellen, so kann sie auch Zellen bilden, die unterschiedliche Genablesungen haben, obwohl sich in jedem Genom das gleiche Gen befindet. Klingt ein wenig kompliziert, bedeutet aber: Auf die Art kann aus einer Zelle ein Auge werden, ein Ohr, eine Nase oder eine Leber. Und das nur deswegen, weil die anderen Zellen für das Auge, das Ohr, die Nase oder die Leber hier ruhiggestellt sind.

Die Evolution greift stets auf das zurück, was sie gerade braucht. Wie ein Handwerker, der seine Arbeit ernst nimmt. Sie lässt sich nicht beirren. Sie geht nach einem Plan vor. Hinter allem steckt immer ein biologischer, ein kosmischer Plan.

Gelernt hat das die Evolution, wie gesagt, über die Viren. Die Natur ging weiter und probte die Erweiterung: Durch das Verschmelzen zweier unterschiedlicher Keimzellen konnte das Genom wieder unterschiedlich gemischt werden. Damit war eine bessere Anbahnung möglich. Um in geordneter Weise den Genpool zu erweitern und eine optimale Anpassung zu ermöglichen, entstand also die Zweigeschlechtlichkeit.

Die Dualität des Daseins.

Die Zweigeschlechtlichkeit ist nicht irgendein Dogma der katholischen Kirche oder ein Retro-Spleen alter weißer Männer, die transphob gescholten werden. Sie ist der Bauplan der Evolution, in der Hoffnung, die Überlebensstrategie zu verbessern, den Aktivitätsgrad zu erweitern und viele neue Eigenschaften zu erfinden. Nur aus dem Grund existiert die Zweigeschlechtlichkeit. Sie ist der Ratio der Menschheitsgeschichte entsprungen.

Eine Community mag dem entgegensetzen: Naja gut, es war damals so, aber jetzt, durch die Möglichkeit einer Mehrgeschlechtlichkeit, ist die Chance des Überlebens höher.

Könnte ein Argument sein.

Warum das Experiment der Mehrgeschlechtlichkeit nicht so erfolgreich war

Die Empirie zeigt es: Sie hat immer versucht, zu experimentieren – zum Beispiel bei den Vögeln. Da gibt es Weibchen, die nicht nur zwei Geschlechts-Chromosomen haben, sondern sechs. Nur – es war nicht sehr erfolgreich.

Wir reden hier nicht von evolutionären Fehlern, nur von Wegen, Abzweigungen und Möglichkeiten.

Das heißt, die Natur experimentiert und reguliert in weiterer Folge. Seit Jahrmillionen tut sie das. Probieren und nachbessern. Wir wissen nicht, was kommt. Keiner kann in die Zukunft sehen, alles ist möglich. Wir lassen das Spekulative, den Blick in die Glaskugel offen. Aber bis jetzt darf man sagen:

Die Zweigeschlechtlichkeit ist das erfolgreichste Konzept in der Geschichte des Lebendigen. Der Wunderwurf der Biologie. All das, was Mutter Natur sonst noch versucht hat, anders zu machen, hat sich letztlich nicht durchgesetzt.

Am Anfang war es so, dass Mutter Natur gar nicht interessiert war, eine konkrete Geschlechtszuordnung zu machen. Hauptsache, es waren zwei unterschiedliche Geschlechter, und die haben sich gepaart. Ob ein Männchen oder Weibchen aus solchen Zellen entsteht, hatte die Natur zunächst der Temperatur überlassen.

Wärme entscheidet über das Geschlecht

Das sieht man schön am Beispiel der Krokodile: Bei dreißig Grad Außentemperatur wachsen in den Eiern nur Weibchen heran, bis 34 Grad Celsius beide Geschlechter und ab 34 Grad nur Männchen – temperaturabhängige Geschlechtsdeterminierung.

Überspitzt gesagt heißt das: Das Wetter ist schuld.

Wir sehen: Der Natur kommt es nicht primär auf das Geschlecht an, da war sie nie so dogmatisch, sondern wichtig schien bloß der Unterschied. Erst aus der Diversität konnte Neues entstehen.

Bei der Schildkröte ist es heute noch so, aber genau umgekehrt. Schildkröten bilden bei warmen Temperaturen nur Weibchen und bei kalten Temperaturen die Männchen.

Interessant zu beobachten ist, was nun im Zuge der Klimaerwärmung passiert: Biologen entdeckten, dass zu neunzig Prozent nur Weibchen geschlüpft sind.

Das heißt: Unter den Schildkröten werden Männchen zur Rarität. Sie sterben in Zeitlupe aus.

In der Tierwelt finden wir allerhand Belege für die selektive Entstehung der Geschlechter. So gibt es neben der Temperatur auch andere Parameter, die darüber entscheiden. Schauen wir uns nur den *Gammarus duebeni* an, den Gewöhnlichen Flohkrebs. Am Beginn der Paarungszeit kommen ausschließlich Männchen heraus, am Ende der Paarungszeit nur Weibchen. Und warum? Weil die Natur sich an der Zeit orientiert, konkret an der

der Sonneneinstrahlung. Sie nimmt zu. Das heißt, ist die Sonneneinstrahlung kürzer – am Anfang –, kommen die Männchen auf die Welt. Ist die Sonneneinstrahlung länger, schlüpfen die Weibchen.

Wenn der Wasserfloh hungert, kommt männlicher Nachwuchs

Neben Temperatur und Sonneneinstrahlung gibt es noch einen dritten Faktor, der auf die Geschlechtsentwicklung Einfluss hat: die Nahrungsknappheit. Am Beispiel des Großen Wasserflohs. Bei wenig Essen und kurzer Tageslänge kommen nur männliche Nachkommen. Wir sehen: Der Männerfloh entsteht aus Genügsamkeit. Spannend, nicht?

Das alles sind Beispiele, dass es die Natur nicht so ernst nimmt mit dem Geschlecht. Die Evolution ist offen und sagt, wir überlassen es ganz einfach dem Erfolg. Niemand muss sich unbedingt auf Weibchen, Männchen und die Chromosomen konzentrieren – die Natur hat schon alles versucht.

Äußere Einflüsse bedingen massive Veränderungen. Dahinter steckt ein Konzept, ein Code, der von Mutter Natur verfolgt und immer wieder experimentell überprüft wurde.

Beim Homo sapiens ist die Widerstandsfähigkeit eine genetische Disposition, die mehr der Frau zugutekommt. Ihr doppeltes X-Chromosom ist deutlich resistenter als das brustschwache Y-Chromosom der Männer. Der Unterschied zeigt sich im Leben. Auf Kinderkliniken überlebten von allen Kindern, die schon in der 24. Woche zur Welt kamen, mehr Mädchen. Die Buben hatten, statistisch gesehen, eine geringere Chance.

Männer erkrankten schwerer und starben eher an COVID als Frauen

Der Unterschied zwischen Mann und Frau zeigte sich deutlich während der Corona-Pandemie. Männer erkrankten schwerer an COVID, und sie starben signifikant öfter als Frauen. Dieser Umstand wurde in den Medien wenig berücksichtigt, auch von der Politik kaum thematisiert.

Man sprach nur gebetsmühlenartig von vulnerablen Gruppen und meinte die Alten. Dass Männer noch viel vulnerabler dastanden als Frauen, passte nicht gut in die Erzählung. Wie auch immer.

Etwas progressiv weitergedacht – die ZEIT hat es so formuliert –, könnte man sagen: Männer braucht es für das unmittelbare Weiterleben zunächst gar nicht und auch längerfristig nur in geringer Zahl als Erzeuger des Lebens. Will heißen: Männer sind in großer Gruppierung obsolet. Irgendwie denkt man da an die Schildkröte.

Die Natur geht an diese ganzen Anpassungen emotionslos heran. Als würde sie mit einem Baukasten hantieren, total humorlos. Schauen wir uns dazu die Bartagamen an. Das sind Schuppenkriechtiere, die wie Geckos aussehen und in Australien anzutreffen sind. Lustige Kerlchen.

Nicht nur die Chromosomen entscheiden über das Geschlecht

Bartagamen haben unterschiedliche Chromosomen. Die Evolution verwendete die Chromosomen zur Geschlechtsbestimmung. Auffallend dabei: Bei steigenden Temperaturen bildeten sich trotz der Chromosomenanlagen anatomisch immer nur Weibchen. Das heißt, es waren zwar die Chromosomen für das männliche Geschlecht vorhanden, aber wenn die Temperatur zu schnell gestiegen ist, hat Mutter Natur gesagt: Nein, dann lassen wir die Chromosomen Chromosomen sein. Machen wir trotzdem Weibchen. Zur Sicherheit.

Also Grauzonen. Ein Beispiel, wie in der Entwicklung der Spezies experimentiert wurde. Anhand von biochemischen Gesetzmäßigkeiten und eben auch Grauzonen dazwischen. Obwohl die Evolution weitergegangen ist, um sich von äußeren Determinanten zu lösen, scheint sie doch immer wieder eine Abhängigkeit vom Vorgegebenen zu haben.

Hat das für die Jetztzeit eine Bedeutung? Und die entscheidende Frage: Wie ist es beim Menschen? Hat der Homo sapiens desgleichen eine Abhängigkeit von der Temperatur?

Der Evolutionsbiologe Ernst Haeckel publizierte das biogenetische Grundgesetz im 19. Jahrhundert als Erster und erklärte: Die Ontogenese, also unsere Entstehung im Mutterleib, rekapituliert die Phylogenese. Wir tragen das Genom der Evolution in uns.

Apropos Viren – in der Embryonalzeit aktivieren wir auch mit ihrer Hilfe den Motor der Evolution. Alles entfaltet sich, der kosmische Plan geht auf. Sprich: Wir haben noch die Fische und die Reptilien in uns. Alles Bausteine, aus denen die Gesamtheit des Lebens besteht. Manche werden gebraucht, andere nicht. Das entscheidet die jeweilige Zeit, in der der Mensch heranreift.

Wir tragen die Geheimnisse der Schöpfung in uns

Wir können zum Beispiel eine gewisse Temperaturabhängigkeit aktivieren, obwohl das eigentlich nur bei den Reptilien der Fall war. In Wahrheit schlummern die gesammelten Geheimnisse der Natur in uns.

Und wir können auf das Geheimarchiv der Ewigkeit zurückgreifen.

Wir haben beispielsweise die Gene für einen sechsten Finger, aber die Natur brauchte ihn nicht und schaltete die verantwortlichen Gene ab. Unnötiger Zierrat wird sozusagen von der Platte gefegt.

Ernst Haeckel fand also schon vor 150 Jahren heraus, dass der Mensch das gesammelte Archiv der Entstehungsgeschichte in sich trägt und bei Bedarf darauf zurückgreifen kann. Im Jahr 1880 ließ der Vordenker mit einer anderen gewagten These aufhorchen. Der Mediziner sagte: Die Natur wird zerstört. Schuld daran hätten die massenhaften Reisen. Eisenbahn, Dampfschiffe, vor allem Sommerreisen. Sollten diese stromartigen Massenbewegungen nicht ein Ende nehmen, wäre die Welt in Gefahr. Was für ein Visionär.

Die Erderwärmung heute hat schon direkte Auswirkungen auf gewisse Arten. Das zeigt sich etwa an den Saugkapillaren der Insekten. Durch die zunehmende Wärme passiert bei manchen Pflanzen folgendes: Die Blütenkelche gehen in die Tiefe, um sich vor der Wärme zu schützen. Interessantes Phänomen. Und was machen die Insekten? Sie brauchen natürlich einen längeren Rüssel, um den Nektar herauszusaugen. Und die Natur zaubert ein bisschen, damit sich bei ihnen ein längerer Rüssel bildet.

Der Algorithmus der Entwicklung sorgt mit seinem Feintuning für den Fortbestand.

**Kinder, in kalter Umgebung gezeugt,
bleiben später schlank**

Wie sehr äußere Einflüsse auf die Zukunft eines Lebewesens Einfluss nehmen, wurde im Fachmagazin *Nature* publiziert. Wissenschaftler wiesen nach, dass Babys, die in kalter Umgebung gezeugt werden, später im Leben schlank bleiben.

Wenn Sie also planen, ein Kind zu bekommen, sollte der Kinderwunsch besser auf einer Skihütte in die Tat umgesetzt werden als auf den Malediven.

Je kälter es beim Zeugungsakt ist, desto weniger hat der Mensch im Leben Probleme mit dem Gewicht. Hintergrund: Der Embryo schaltet sich um, aktiviert frühere Mechanismen und verbrennt das weiße Fett besser als jemand, der nicht in der Kälte gezeugt worden ist. Das heißt, die Umwandlung des weißen Fettes in das braune Fett, das abgestrahlt wird, ist bei einem in der Kälte gezeugten Kind stärker ausgeprägt. Es wird fortan mit Leichtigkeit durchs Leben gehen.

Durch die Kenntnis der microRNA kann man das möglicherweise simulieren. Die microRNA sind jene Regulationsmechanismen, kleine RNA-Stücke, die in den Spermien enthalten sind. Wenn das Sperma die Eizelle betritt, nimmt es auch die microRNA-Stücke mit wie eine Impfung, wie ein Spike-Protein.

Diese microRNA reguliert die Genablösung. Das Genom bleibt bestehen, nur die microRNA funktioniert wie ein Lesegerät, das die Erbmasse scannt.

Das Essverhalten des Vaters überträgt sich aufs Kind

Das heißt also, die Eizelle bekommt nicht nur die Information vom Genom des Vaters, das bleibt immer gleich, sondern auch einen Schlüssel, wie sie die Gene ablesen soll. Und die sind so veränderbar, dass selbst das Essverhalten des Vaters bei der Zeugung sich da widerspiegelt. Mampft er gerne Schnitzel und Schweinsbraten, wird das Kind höchstwahrscheinlich kein Veganer werden.

Diese Erkenntnis ist brandneu und unter Genforschern zurzeit das Erotischste, was es zu beforschen gilt. Kulinarisches Erbverhalten. Messer und Gabel als Wegbereiter für die nächste Generation.

Um das alles, vor allem aber die microRNA zu entschlüsseln, braucht es wahrscheinlich die künstliche Intelligenz. Das ist so ein Informationsreichtum, dass man sich zwischendurch überlegt: Wie konnte die Evolution das bewerkstelligen? Woher wusste sie das? Warum hat sie diese und jene Schalter aktiviert und andere nicht? Die Evolution ist unendlich gescheiter als das menschliche Gehirn. Die Evolution, ein Genie. Da steckt eine besondere Weisheit dahinter, eigentlich so eine Art Transzendenzbeweis. Ein neuer Zugang immerhin.

Wenn nur die microRNA dazu dient, das Genom auf bestimmte Art abzulesen wie eine wundersame Botschaft, stellt sich eine große Frage für die Entwicklung der Zukunft: Kann man diese Ablesung auch medikamentös beeinflussen? Die Antwort lautet ja.

An diesem Umstand wird zurzeit massiv geforscht. Federführend dabei ist der österreichische Immunologe und Onkologe Dr. Christoph Huber, Mitgründer von BioNTech.

Es gibt viele Fakten, die den Unterschied zwischen Mann und Frau ausmachen. Zehn davon sollen in diesem Buch näher beleuchtet werden.

FAKTUM 1

Frauen haben tausend Gene mehr als Männer

Die Genetik sorgt dafür, dass die Frau gegenüber dem Mann einen entscheidenden Vorteil hat:
Sie schöpft aus dem Vollen.

Es war die Zeit von Pangäa, dem Superkontinent, einer einzigen riesigen Landmasse, umgeben von einem einzigen Meer, genannt Panthalassa.

Vor 250 Millionen Jahren sah die Erde tektonisch gänzlich anders aus, und zu dieser Zeit beendete Mutter Natur ihre Versuche rund um die Zufälligkeit der Geschlechtszugehörigkeit.

Pangäa brach in zwei Teile auseinander, in Laurasia im Norden und in Gondwana im Süden. Die beiden Kontinente splitteten sich dann noch weiter in kleine Stücke auf, aber der große Bruch der Kontinente fand damals statt, als auch ein biologisches »Erdbeben« das heutige zweite X-Chromosom in das Y-Chromosom umgewandelt hat.

Das Y-Chromosom, das den Mann zum Mann macht, ist aus dem X-Chromosom entstanden. Das war ungefähr zur gleichen Zeit, als sich die Landmasse der Erde neu gruppierte. Hier fanden grundlegende Veränderungen in der Erdmasse statt.

Auf mikrozellulärer Ebene fand ein kleines Wunder statt: Ein genetischer Abschnitt wurde aus dem X-Chromosom herausgebrochen, um 180 Grad gedreht und dann wieder eingebaut. Inversion nennt man das im Fachjargon.

Die Sequenz der Gene war mithin anders aufgezogen – mit dem Resultat, dass das Y-Chromosom des Mannes, das aus dem X-Chromosom entstanden ist, heute viel kleiner ist als das X-Chromosom der Frau. Nicht einfach, ich weiß.

Gleichzeitig besorgte sich dieses Chromosom andere Gene und machte die Hodenbildung möglich.

Das Schnabeltier, ein Transgender-Held

Ein Extrembeispiel für die Geschlechts-Experimente der Schöpfung ist das Schnabeltier. Bei diesen eierlegenden Säugetieren haben die Weibchen zehn X-Chromosomen und die Männchen fünf verschiedene X- und fünf verschiedene Y-Chromosomen. Ein biologischer Hype in Reinkultur.

In der Entwicklungslinie hin zum Menschen bildeten sich die Geschlechtschromosomen im Perm und Trias, also vor 300 bis 200 Millionen Jahren, heraus. Damals setzten sich das X- und das Y-Chromosom durch. Die Frau behielt zwei X-Chromosomen und besitzt damit um tausend Gene mehr, von denen allerdings nur rund ein Drittel aktiv ist.

Da schaut der Mann mit seinem Y-Chromosom, das nur etwas mehr als hundert Gene aufweist, recht mau aus. Einige Säuger wie der transkaukasische Maulwurf und bestimmte Wühlmausarten haben übrigens überhaupt kein Y-Chromosom mehr. Die Teilung in Männchen und Weibchen blieb dennoch erhalten. Die notwendigen Gene wurden kurzerhand auf andere Chromosomen verteilt.

Die Gene des Y-Chromosoms regulieren neben dem Hoden auch Blutdruck, Immunsystem und Wachstum

Es wäre grundsätzlich falsch, den Mann nur auf das Y-Chromosom und den Hoden zu reduzieren – denn er braucht die spezifischen Gene dieses Chromosoms in seinem Leben für vieles. Sie regulieren nicht nur den Hodensack, sondern auch andere Gene, außerdem den Blutdruck, das Immunsystem und das Wachstum.

Hier zu denken, bei einer Geschlechtsumwandlung wäre alles fein, wenn man dem Menschen einfach die jeweils anderen Hormone verabreicht, ist ein fataler Irrglaube. Die Geschlechtschromosomen beeinflussen viel. Sie erhalten den Menschen am Leben. Das lässt sich nicht so einfach mit einer Operation ändern.

Das Geschlecht selbst wird initial durch die Chromosomen bestimmt. Ist ein Y-Chromosom vorhanden, wird der Pfad zum Manne in der Direttissima verfolgt. Wenn nicht, wird automatisch die weibliche Linie eingeschlagen.

Aus der Evolutionsbiologie heraus ist die Frau dem Mann gegenüber mit ihren tausend Genen mehr klar im Vorteil. Das muss man sich einmal vorstellen. Weil es sich aber bei der Paarung ungünstig ausgewirkt hätte, wenn ein rein vom Erbgut her überlastig ausgestatteter Lady-Goliath mit einem kleinen David zugange wäre, hat die Natur das zweite X-Chromosom geschaffen und es zum Teil inaktiv geschaltet. Nur rund 300 Gene werden da bespielt, der Rest ist für den Notfall zuständig und bleibt im Hintergrund.

Das erklärt zum Beispiel, warum Frauen bei COVID-19 seltener gestorben sind. Denn auf dem zweiten X-Chromosom liegt die Info für Immunfaktoren.

Die Frau hat biologisch gesehen viel mehr Privilegien

Der erste große Unterschied zwischen Mann und Frau liegt also in der Anzahl der Gene. Die Frau hat mehr Gene und auch mehr Privilegien. Das ist eine medizinische Tatsache.

Der Mann ist im Hintertreffen, keine Frage. Zwar wächst er schneller dank des Y-Chromosoms, hat dafür aber ein schlechteres Immunsystem und auch einen höheren Blutdruck als die Frau. All das betrifft auch Körpergene, die primär mit den Geschlechtsteilen nichts zu tun haben. Über Hormonbeigaben und den guten Glauben an eine Operation ist dem Menschen, der sich ein anderes Geschlecht wünscht, wenig geholfen. Die simple Sicht sieht vor, den Penis oder die Brust abzuschneiden, Hormone zu substituieren, und alles wird gut. Dem ist aber nicht so. Der ganze Körper gerät in weiterer Folge ins Wanken.

Der Mensch hat im Schnitt 23.000 Gene, jede Zelle besteht aus 46 Chromosomen. Nur das letzte Chromosomenpaar in der Kette ist geschlechtsunterschiedlich. Der Unterschied betrifft aber nicht nur das Y-Chromosom, sondern auch die Tatsache, dass die Arbeit der anderen Chromosomen beeinflusst wird. Sprich, es reicht weit über die Geschlechtlichkeit hinaus: in alle Bereiche des Lebens, mikroskopisch klein im Aufbau, aber unendlich komplex in der Gestaltung.

Die Auswirkungen sind evident.

Die Schreckensdiagnose *Sudden Infant Death*, plötzlicher Kindstod, zum Teil ausgelöst durch eine Infektion, kommt bei männlichen Neugeborenen häufiger vor.

Mädchen sind merkbar geschützter – durch das zweite X-Chromosom. Der Schutzeffekt hat nichts mit der Genetik der Mutter zu tun. Die Weiblichkeit ist zeitlebens umgeben von einem magischen Harnisch.

Aber auch die Blutgerinnung ist bei Frauen anders. Das muss so sein, weil die Menstruation und die Geburt Vorgänge sind, die eine Gerinnung bedingen. Sonst würde die Frau verbluten, hätte sie nicht ein schneller arbeitendes Gerinnungssystem. Damit hat sie aber auch eine höhere Neigung zu Thrombosen.

In allen Bereichen gibt es Vor- und Nachteile. Diese Gesetzmäßigkeiten lassen sich durch hitzig geführte Transgenderdebatten weder schönreden noch vom Faktentisch wischen. Der Unterschied liegt tief in der Humanbiologie verborgen.

Frauen sind seltener farbenblind als Männer

Die Statistik beweist, dass Frauen in den verschiedensten Bereichen die Nase vorn haben. Etwa bei der Farbenblindheit. Einer von zwölf nordeuropäischen Männern hat beim Sehen eine Farbenbeeinträchtigung, aber nur eine von zweihundert Frauen. Aus dem einfachen Grund, weil das zweite X-Chromosom für die Farbendifferenzierung wichtig ist. Der prominenteste männliche Farbenblinde hieß Vincent van Gogh. Das sieht man an seinen Bildern. Der Begründer der modernen Malerei porträtierte sich gerne selbst, und die Farbkomposition fand eine ganz eigene Ausprägung. Möglicherweise hatte das auch mit dem Absinth zu tun, diesem – in seinen Augen roten – Teufelszeug, das er so gerne trank, bis er sich im psychedelischen Rausch nach einem Streit mit Paul Gauguin das Ohr abschnitt, aber gut, das ist eine andere Geschichte.

Die Definition der Geschlechtlichkeit hat weitgreifende Auswirkungen für die frauenspezifische Medizin. So etwa die Tatsache, dass Frauen viel häufiger an Rheuma leiden als Männer, ist eine Folge dieser extrem tollen Immunkraft, die sich in den Genen abbildet. Das erklärt wiederum einen größeren Aspekt, nämlich:

Frauen leiden häufiger an Autoimmunerkrankungen. Das Immunsystem ist stark aufmunitioniert und wartet, bis irgendein Feind kommt.

Aber dann gibt es offensichtlich auch kleinere Irrtümer. So wird manchmal die Schilddrüsenzelle auch als Feind anerkannt und das Immunsystem feuert. Allergien sind Immunreaktionen. Lungenerkrankungen sind die dritthäufigste Todesursache bei der Frau, vor Asthma und Allergien.

Einerseits greifen Chromosomen in andere Gene ein, andererseits erledigt das auch die Epigenetik. Die Ablesung von Genen wird damit beeinflusst. Ein Faktum mehr, das belegt, dass das Geschlecht kein Mantel ist, der nur für eine Saison passt.

Der Organismus lässt sich nicht einfach so umbauen

Für die Ablesung des Genoms zeichnet sich die microRNA mitverantwortlich. Sie ist sozusagen der E-Reader, der das gute Buch in Buchstaben, Sätze und Seiten formt. Um diese Ablesung in seiner gigantischen Fülle für den Menschen schadensfrei zu verstehen und zu ändern, bräuchte es – wie bereits erwähnt – die künstliche Intelligenz. Ein hochkomplexes Programm, das das steuert. Vielleicht einen Quantencomputer.

Stimmen, die jetzt laut nach geschlechtlicher Anpassung in jedem Alter, nach Diversität und sonstiger

Gleichmacherei schreien, kennen diese medizinischen Hintergründe wahrscheinlich nicht. Die Frage des Genders, des Geschlechts, ist nichts, was man sozialpolitischen Strömungen oder Trends unterwerfen sollte. Das Wunder der Evolution lässt sich nicht durch tagespolitische Ansichten wegrationalisieren.

Möchte sich ein junger Mensch ein Leben lang mit Hormonen oder Antihormonen behandeln, muss er sich der Gefahr von Nebenwirkungen bewusst sein. Ein Risiko, über das man ihn aufzuklären hat.

Immer wieder kommt ein neuer Spieler zu Wort, deren Bedeutung erst langsam erkannt wird, die in kaum veränderbarer Art und Weise den Geschlechtsunterschied betreuen und auch unser übriges Leben prägen.

So beeinflusst und verändert das Leben von Mutter und Vater im Augenblick der Zeugung die microRNA in den Spermien und in der Eizelle. Das bedeutet: Nicht nur das Genom wird dem Kind übergeben, auch die Façon de vivre der Eltern. Ihr kompletter Lifestyle. Es ist nie egal, wie wir leben, was wir tun und worüber wir uns den Kopf zerbrechen. Sogar Gedanken werden tradiert.

Wenn zum Beispiel der Vater bei der Zeugung depressiv ist, wird die Depressionsbereitschaft über die microRNA dem Kind weitergegeben. Völlig unabhängig vom Genom. Oder wenn die Mutter ein Stoffwechselproblem hat, zum Beispiel mit Diabetes, die Follikel-Flüssigkeit voll von Insulin ist, dann ist das Kind unabhängig von den Genen schon für Stoffwechselerkrankungen präjudiziert. Es hat ganz einfach einen schlechteren Start.

Mich erinnert das gerade an ein wunderbares Buch des Nobelpreisträgers Gabriel García Márquez mit dem Titel *Hundert Jahre Einsamkeit*. Zum Inhalt: Da kommt der große Orkan. Die Hauptfigur beginnt in den Papyri seines Lebens zu blättern, die er gefunden hat. Die sind zwar in der Geheimschrift des Kaisers Augustus verfasst worden, aber es ist ihm gelungen, sie zu entziffern. Und während der Taifun das Rauschen erfasst, fängt er an, in den Schriften seines Lebens nachzulesen und geht ganz zurück, bis zum Moment seiner Zeugung – und erkennt die Eltern. Wer sie waren, welchen Charakter sie hatten. Und während er sich da hineinvertiefen wollte, aus dem Moment der Zeugung sein ganzes Leben verstehen zu können, erfasst der Taifun das Haus und zerstört alles. Eine tolle Geschichte, passend zur microRNA.

Vorsorge noch lange vor der Zeugung

Man beimpft mehr oder weniger über die Keimzellen das Kind in seinem späteren Leben, und zwar durch die Façon de vivre, durch die Art und Weise, wie man lebt, ob man Sport betreibt oder nicht, ob man sich gesund ernährt oder nicht, ob man Optimist oder Pessimist ist, Phlegmatiker oder Frohnatur. Mutter und Vater sind Wegweiser ihres Kindes noch weit vor dem Akt der Zeugung. Das hat in der Medizin einen neuen Wissenschaftszweig kreiert, der bei uns kaum bekannt ist: die Pre-conceptional Care.

Das wäre etwas für den Aufklärungsunterricht. Nicht nur zu sagen, ihr könnt so und so verhüten, das ist schon wichtig.

Sondern auch: Ihr habt eine Verantwortung.

Wie ihr seid, was ihr tut und wie ihr denkt, bildet die Basis für die nächste Generation. Das Jetzt definiert das Morgen.

Das ist eure Verantwortung.

FAKTUM 2

Die Plazenta, das Erdzeitalter der endokrinen Innenpolitik

Die Frau ermöglichte den großen Game-Change in der Evolution: Die Weitergabe des Lebens wurde in ihr Inneres gelegt und dort prägt sie bereits die Geschlechter.

Zwischen Mutter und Kind besteht ein besonderes Band. Eine wundersame Verbindung, die sich die Natur hat einfallen lassen. Intrinsische Magie könnte man es nennen.

Im Zuge der Definition und des Unterschieds zwischen Mann und Frau erfand die Evolution etwas Besonderes, und diese dreifaltige Spezialität war nur für die Frau gedacht: der Mutterkuchen, das Stillen und die Nabelschnur.

Die Nabelschnur ermöglicht die ersten Ortsgespräche zwischen Mutter und Kind. Eine gynäkologische Standleitung, die in ihrem Aufbau und Design einzigartig ist. Es ermöglichte mit der Plazenta eine neue Art der Fortpflanzung. Bislang waren da nur Fische, die ihren

Laich ablagerten und es dem männlichen Artgenossen im Vorbeigleiten überließen, eine Spermawolke zu deponieren. Unerotischer kann Fortpflanzung wohl kaum stattfinden.

Bei den Dinosauriern und den Vögeln war's ähnlich. Sie legten Eier ab und gaben auch der Sonne die Möglichkeit, die Brut so zu erwärmen, dass neues Leben herausschlüpfte. Der Fortbestand der Art war demnach etwas, das nach außen gerichtet war. Eine schöne Laich bei den Fischen und ein Nest bei den Dinos und Vögeln.

Die Weitergabe des Lebens als Verlagerung in das Innere

Die Intention von Mutter Natur war aber, den Lebensraum zu erweitern. Neuen Platz für Wunder zu schaffen. Und das klappte nur durch die Weitergabe des Lebens als Verlagerung ins Innere. Wo früher Leben im Meer entstanden war, durch Ionen, durch den Elektronenfluss, und die Vermehrung im Wasser stattgefunden hatte, bildete die Natur den nächsten Riesenschritt in Richtung Zweigeschlechtlichkeit auf höherem Niveau. Lebewesen waren auf einmal imstande, sich ohne die Äußerlichkeit des Wassers fortzupflanzen.

Landwirbeltiere, sogenannte Amnioten, begannen, stattdessen das Wasser in ein Ei hineinzulegen. Die Embryonen entwickelten sich dabei in einer mit Amnionflüssigkeit (Fruchtwasser) gefüllten Amnionhöhle (Fruchtblase), die unmittelbar und vollständig vom Amnion und mittelbar von einer weiteren Membran umgeben war – einer Schale aus Kalk.

Dann aber entschied die Natur: Den Kalk, den vergessen wir, wir nehmen nur die Hülle und legen sie mit dem Wasser in Eva hinein.

So entstand die Schwangerschaft bei der Frau, denn die Amnionflüssigkeit und die Fruchtmembran sind nichts anderes als die Membran in den Eiern, bloß der Kalk fehlt. Das baute die Evolution höchst trickreich um.

Das Fruchtwasser als Pendant zum Wasser im Ei oder zum Meereswasser, wo überhaupt das Leben entstanden ist. So schließt sich der Kreis: Leben ist Weiterentwicklung.

Aus Schweißdrüsen formte sich die milchproduzierende Brust

Für diesen Mutterkuchen, diesen Transfer vom Meerwasser in den Körper eines anderen Lebewesens waren Tausende Genregulationen notwendig. Diese bleiben übrigens auch bestehen, wenn eine Frau nicht schwanger ist. Wenn sie aber schwanger wird, aktiviert sie die Natur. Auf diese Weise hat sich die Evolution beeindruckend in das Buch der Ewigkeit eingeschrieben.

Und die Wunder gingen weiter. Das im Mutterleib heranwachsende Kind musste nach der Geburt ernährt werden. Also ging die Natur her und funktionierte die

Schweißdrüsen der Frau zu einer milchproduzierenden Drüse um. Aus der weiblichen Brust wurde ein Nahrungsspender.

Man muss sich vorstellen, das war ja in der Natur ein Unikat: dass die Ernährung nicht von außen durchs Essen erfolgte, sondern ein Lebewesen eine Drüse so umfunktionierte, dass es mit seinem eigenen Hab und Gut ein anderes Lebewesen ernähren konnte. Ein genregulativer Eingriff der Extraklasse.

Diese Beispiele zeigen, wie sehr die Natur interessiert war, ihre Experimente voranzutreiben. Empirie als Motor der Schöpfung, viele Versuche der Evolution, bis das Richtige gefunden war. Etwa die Kloakentiere, sie lassen ihre Jungen aus den Eiern schlüpfen. Das sind noch Eier, es findet keine Lebendgeburt statt. Doch sie haben schon die Milchdrüse. Oder die Beuteltiere, sie kommen lebend zur Welt. Sie hängen sich an die Milchdrüsen der Mutter und verweilen dort lange.

Die Plazenta-Tiere wiederum haben das große Los gezogen. Gene, die Kalkschalen bildeten, wurden ruhiggestellt. Die Genomsteuerung wurde umgepolt: für die Schwangerschaft und für die Plazenta. Dinosaurier hatten für ihre Form der Fortpflanzung schon eine östrogenähnliche Substanz, die Kalzium für die Schalen aufnehmen konnte.

Beim Homo sapiens blieb dieser Aspekt erhalten. Das Östrogen für die Kalziumaufnahme fand sich im Knochen wieder. Also das, was bei den Dinos das Kalzium in der Kalkschale war, wurde dann der Frau in den Knochen gelegt. Will heißen: Die Natur war über die Jahrmillionen hinweg immer erfinderisch, wenn es darum ging, neues Leben zu schaffen.

Die komplizierten Umbauarbeiten der Evolution

Um letztlich den Mutterkuchen zu schaffen, brauchte die Natur wiederum die Hilfe der Viren. Wie immer bei schwierigen Umbauarbeiten, wenn die Kraft der eigenen microRNA nicht ausreichte, dieses Unterfangen umzusetzen.
Belege dafür fanden Wissenschaftler der Paleo-Archäologie und der Bioarchäologie. Es gab drei Anstürme von Retroviren vor hundert Millionen Jahren, vor fünfzig Millionen Jahren und vor vierzig Millionen Jahren. Aus diesen Retroviren bildete sich schließlich die Plazenta. Retroviren erzeugen normalerweise Krebs. Und diese Viren findet man heute noch in der Plazenta. Das Erstaunliche dabei: Der Mutterkuchen wuchs nicht langsam und stetig in das weibliche Gewebe hinein, sondern extrem schnell – dafür aber zeitlich begrenzt, eben wie bei kurzen Wucherungen – in dem Fall besonders gutartige.

Es war ein fantastischer Generalumbau, der bei den Säugern zu einem Männchen und einem Weibchen führte, das Junge austrägt und säugt. Und nur deshalb, weil die Plazenta eine Inkorporierung von Viren war.

Rekonstruiert wurde das von Günter Wagner, einem österreichischen Biologen, der an der Yale-Universität Forschungen angestellt hatte. Wagner und sein Team machten großangelegte Genvergleiche zwischen Reptilien, Schnabeltieren, Beuteltieren und Säugetieren.

»Das gesamte Gen-Netzwerk wurde radikal umgestrickt«, erklärte Wagner, und sein Kollege Vincent Lynch aus Chicago ergänzte: »Die Evolution der Schwangerschaft haben wir Genom-Parasiten zu verdanken.«

Im Mutterkuchen selbst gibt es auch geschlechtsspezifische Unterschiede. Die XY-Plazenta von Buben wächst interessanterweise schneller heran, während die Proteinbildungen in der weiblichen Plazenta stärker ist.

Wie schon der Mutterkuchen zwischen Mädchen und Junge unterscheidet

Wenn die Mutter beispielsweise unter Asthma leidet, schaltet die weibliche Plazenta auf Sparflamme, um das Kind zu schützen. Oder wenn die Mutter im Stress ist und viel Cortisol bildet: In dem Fall sorgt ein Enzym für die sogenannte Dehydrogenase, sprich: Das Stresshormon der Mutter kann durch das Enzym schneller abgebaut werden.

Grundsätzlich gilt: Das weibliche Kind schützt sich über die Plazenta viel besser vor dem Stress der Mutter, als der Junge das kann. Der Bub ist sozusagen den Wirrnissen des Lebens direkt und hilflos ausgeliefert. Hier hilft doch die Prägung der Mutter, in dem Fall über das Epigenom.

Die Übertragung äußerer Einflüsse auf heranwachsendes Leben steht nicht nur bei der menschlichen Schwangerschaft im Vordergrund. Man findet sie auch bei anderen Arten: Gerät eine Vogelmutter unter Stress, können Hormone wie Cortisol von der Mutter auf ihre Eier übergehen und die körperlichen Eigenschaften der Jungvögel beeinflussen. So sind sie beispielsweise beim Schlüpfen kleiner und wachsen auch langsamer.

Eine Studie aus Kanada wiederum zeigte Gegenteiliges, dass nämlich der Stress der Mutter auch positive Effekte für den Nachwuchs haben kann. Dazu spritzten die Forscher das Stresshormon Corticosteron in das Eigelb frisch gelegter Stareneier. Anschließend wurden die Jungvögel von Geburt an bis zum Alter von drei Wochen regelmäßig gewogen und abgemessen. Auch ihre Flugfähigkeit wurde untersucht. In diesem Fall durch den Kontakt mit dem Stresshormon Cortisol wuchsen ihre Flügel nach dem Schlüpfen schneller, sie hatten stärkere Brustmuskeln und eine größere Flügelfläche. Stress ist demnach nicht automatisch schlecht für den Nachwuchs. Es geht um die Verhältnismäßigkeit.

Hört die schwangere Frau Mozart, freut sich das Baby

Beim Menschen prägt die Plazenta das spätere Leben. Eine Mutter, die ihr Kind neun Monate austrägt, gibt dem Baby über die Epigenetik eine Anpassungsfähigkeit für die nächste Zeit mit. Hört die Mutter während der Schwangerschaft Mozart, hat das positive Auswirkungen auf das Kind. Es wird auf wundersame Art feinfühliger.

Der hohe mütterliche Östradiolspiegel im dritten Teil der Schwangerschaft hängt direkt mit dem Mutterinstinkt zusammen. Je mehr Östrogen die Mutter in dieser Zeit bildet, desto stärker ist die Bindung zum Kind. Ob künstliche Hormone der Umwelt dies stören könnten, ist momentan eine sehr diskutierte wissenschaftliche Frage.

Während der Schwangerschaft verändert sich auch das Gehirn. Die biologische Transformation richtet sich komplett auf die Entwicklung des Kindes ein. Das weibliche Gehirn kann sich auf ungeheuerliche Weise anpassen.

Das war unter anderem Gegenstand der Forschung des Teams rund um die niederländische Wissenschaftlerin Elseline Hoekzema, die im Institut für Gehirnentwicklungsforschung an der Universität Leiden und der Uni Amsterdam eine Studie machte. Daran nahmen vierzig Frauen teil, deren Gehirne während der Schwangerschaft in Form von regelmäßigen MRT-Scans untersucht wurden.

Warum die Mutter das Geschrei eines Babys aushält

Den Probandinnen wurden Videos von lachenden oder weinenden Babys gezeigt, um die Gehirnaktivität zu messen. Ergebnis: Ihr Herz schlug dabei schneller. In bestimmten Regionen des Gehirns, etwa in Teilen des präfrontalen und temporalen Cortex, war die Aktivität stark erhöht. Das beeinflusste soziale Fähigkeiten wie Empathie und stärkere Nestbau-Tendenzen. Die werdenden Mütter hatten sich neurologisch auf die Geburt eingestellt. Verglichen wurden die Daten mit einer Kontrollgruppe von vierzig nicht schwangeren Frauen, die diese Reaktionen so nicht zeigten.

Das hohe Östrogen ist dafür verantwortlich, dass die Zuwendung von der Mutter zum Kind noch stärker wird. Das heißt, wenn das Östrogen bei der Mutter im letzten Trimenon der Schwangerschaft sehr hoch ist, dann ist ihre Aggression der Mutter wie verpufft, wenn das Kind zum Beispiel schreit. Ein nicht uninteressantes Phänomen. Die Mutter toleriert es viel besser. Sie stößt sich nicht an Äußerlichkeiten, die andere Menschen aufregen. Und die Plazenta bildet zudem geschlechtsspezifische Hormone.

Zwei Mini-Pubertäten, die kaum wer kennt

Der deutsche Wissenschaftler Volker Hess spricht von zwei Mini-Pubertäten, die der Mensch durchläuft: eine noch im Mutterbauch zwischen der zehnten und 24. Woche der Schwangerschaft in der Gebärmutter, und eine zirka drei Monate nach der Geburt. In diesen frühen Lebensphasen wird geprägt – durch männliche Hormone bei werdenden Buben, durch weibliche bei den kommenden Mädchen. Diese Prägungen können später nicht mehr ausradiert werden – es sei denn, sie werden schon in der Schwangerschaft gestört.

Wir sehen: Der Mutterkuchen ist mitentscheidend, dass es zwei Prägungen gibt, bevor das Kind überhaupt auf der Welt ist oder unmittelbar danach.

Es kann natürlich sein, dass diese Schwangerschaftsprägung des Kindes in den ersten drei Monaten durch äußere Faktoren beeinflusst wird. Fremdstoffe, Kosmetika, Nahrungsergänzungsmittel, Geschirrspülmittel, Feinstaub und Pestizide. Das Außen greift in den Transgendermechanismus ein und präjudiziert das Kind.

Diese Zeit jedenfalls ist so entscheidend, dass sie das gesamte hormonelle Layout eines Menschen bestimmt.

Die Umwelt kann die essenzielle Prägung sehr wohl stören. Vielleicht sind wir genau aus diesem Grund mit einer Geschlechterdebatte konfrontiert, die zwar nicht auf Wissen basiert, sondern auf Narrativen von *woken* Weltverbesserern, die einer stillen Mehrheit ihre Meinung aufzwingen möchten, die aber andererseits Gründe in den Umweltveränderungen haben könnte. Gott sei Dank begegnet die Natur dem Ganzen mit der Gelassenheit einer Schaffenskraft, die Millionen Jahre alt ist. Was bringt einen da aus der Ruhe? Social Media? Ein Shitstorm? Wohl kaum.

FAKTUM 3

Gender: Die Explosion des Großhirns, das Gehirn der Frau und ihre drei Hormone

Zeit für grundlegende Veränderungen: Die weibliche Hormonwelt wuchs gewaltig, wurde intelligent und unterscheidet bereits im Mutterleib zwischen Jungen und Mädchen.

Mit dem Ausbau des menschlichen Gehirns, der schubartigen Vergrößerung der Neuroplastizität, bekam der Homo sapiens ein Geschenk überreicht: die Selbstreflexion.

Der Mensch war auf einmal in der Lage, sich Gedanken über seine Zweigeschlechtlichkeit zu machen. So entstanden vor Tausenden von Jahren die Erzählungen über Adam und Eva. Die Entwicklung des Großhirns schuf Strukturen, um den Begriff Gender, den es damals noch nicht gab, zu begreifen. Im Tierreich gab es das nicht. Hunde und Katzen brauchten sich nicht darüber zu streiten, ob Facebook 46 Geschlechter oder mehr anerkennt. Transgender-Diskussionen sind nichts anderes als Trends in einer Zeit der Unwägbarkeit. Strömungen auf der Suche nach der eigenen Identität in einer Welt, deren Stabilität und Vernunft auf dem Prüfstand steht. Mehr denn je.

Dass sich das Gehirn von Geburt an entwickelt und in der Pubertät seine volle Ausprägung erreicht, unterscheidet uns in diesem Ausmaß von den anderen Säugetieren. Der Umstand, dass wir eine dicke Großhirnrinde haben, ermöglicht es uns im Gegensatz zu den Tieren, nachdenken zu können, ob das Geschlecht männlich oder weiblich beschaffen ist. Ein Tier hat nur einen Trieb und den Instinkt. Es kann nicht überlegen, ob es ein Männchen oder Weibchen ist, sondern folgt dem Trieb.

Das Großhirn ist so komplex organisiert, dass beispielsweise auch das Hormonsystem der Frau von dort völlig anders gesteuert ist als das des Mannes. Darum kümmern sich Hypothalamus und Hypophyse. Diese Unterschiedlichkeit ist erst durch die Entstehung des Gehirns möglich.

Von den Goldmullen und Rüsselspringern zum Homo sapiens

Begonnen hat alles vor gut vierzig Millionen Jahren. Nachdem sich Afrika vom südamerikanischen Kontinent getrennt hat, entstand in Afrika ein Biotop. Es spaltete sich vom Pangea-Block ab, der das Festland gebildet hatte. Durch diese tektonische Verschiebung bildeten sich die frühen insektenfressenden Plazentatiere Afrikas: Elefanten, Seekühe, Erdferkel, Goldmulle und Rüsselspringer. Erst am Ende standen die Primaten und letztlich der Mensch.

Die Primaten zeichnen sich dadurch aus, dass sie nach vorne gerichtete Augen hatten. Sie adaptierten das Farbsehen. Sie verfügten über Arme und schafften die Umstellung auf den aufrechten Gang. Wobei man nicht vergessen darf, dass es die Wirbelsäule bereits vor 500 Millionen Jahren gegeben hat, als die Wirbeltiere entstanden sind. Und dann dauerte es fast 460 Millionen Jahre, bis sich diese Wirbelsäule von der Horizontalen in die Vertikale drehte.

Einmal gab es schon den Versuch – bei den Dinosauriern. Sie hielten das Gleichgewicht aber nicht mit der Wirbelsäule, sondern benutzten den Schwanz zur Stabilisierung. Erst der Mensch schaffte die Fortbewegung auf zwei Beinen, man nennt dieses Phänomen Bipedie.

Sie ist eines der unterschätzten Wunder der Entstehungsgeschichte. Durch den aufrechten Gang, ermöglicht über die Wirbelsäule, bekam auch die menschliche Sexualität einen Begegnungscharakter. Mann und Frau begegneten sich sozusagen auf Augenhöhe.

Der letzte große Sprung zum Homo sapiens – der auch einen Geschlechtsunterschied zeigt – war dann die Aktivierung eines Stoffwechselwegs, den Biochemiker unter der sperrigen Bezeichnung ARHGAP11B kennen. Der deutsche Mediziner Wieland Huttner, Direktor für molekulare Zellbiologie und Genetik am Max-Planck-Institut, erklärte es so: »Es sieht so aus, als trage ARHGAP11B zur Vergrößerung des Gehirns bei, indem es die Stammzellen für einen begrenzten Zeitraum in einen krebsartigen Zustand versetzt.«

Mit anderen Worten: Der Homo sapiens verdankt seine Sonderstellung als »Krone der Schöpfung« einer im Kopf kurz wuchernden Krebsgeschwulst, und diese Entartung wurde von der Frau weitergegeben. Man könnte auch sagen: von Eva.

Am Anfang war das Kalzium

Der biologische Tsunami, der glücklicherweise nicht zum Krebs, wohl aber zum Menschen führte, spielte sich in den Mitochondrien ab. Das Protein ARHGAP11B ermöglichte eine stärkere Bindung von Kalzium. Kalzium ist der große Player unserer Zellen – völlig bescheiden und unspektakulär. Er steht hinter jedem unserer Denkakte. »Am Anfang war das Kalzium«, sagen manche Evolutionsbiologen. Wird der Kalziumhaushalt verändert, kann sich Großes ankündigen, sagen andere.

Darüber hinaus fördert die Anwesenheit von ARHGAP11B in den Mitochondrien die Glutaminolyse, eine Chiffre für mehr Energie. So hatte das Gehirn plötzlich mehr Kraft zur Verfügung. Neue Stammzellen wurden angeregt, der Neocortex begann sich zu verdicken, und wir fingen allmählich an zu denken.

Die Mitochondrien sind die Kraftwerke unserer Zellen. Dieser entscheidende Vorgang, der den Menschen zum Menschen machte, war in ebendiesen Mitochondrien beschlossen. Mitochondrien werden übrigens nur von der Mutter weitergegeben. Das heißt: Der erste Mensch war nicht Adam, sondern Eva.

Glutamin wiederum ist ein Bestandteil, der für das Gehirn notwendig ist. Und damals, also vor rund fünfzig Millionen Jahren, machte es Klick, die Mitochondrien bekamen mehr Kalzium und konnten auf einmal mehr Glutamin verarbeiten.

Warum Peter Sloterdijk als Kind Glutamin bekam

Dazu eine kleine Anekdote: Vor einiger Zeit saß ich mit dem Philosophen Peter Sloterdijk im Hotel Sacher in der Roten Bar und fragte ihn: »Wieso haben Sie so ein sprachgeniales Gehirn?« Er konnte so viele Dinge auswendig rezitieren und warf mit Weisheiten um sich wie andere mit Schimpfwörtern. Peter Sloterdijk wusste keine Antwort darauf. »Ich weiß nur eines«, sagte er, »meine Mutter hat mich als Kind immer genötigt, Glutamin zu mir zu nehmen.«

Für den menschlichen Organismus ist diese Aminosäure anscheinend ein Booster. Glutamin macht einen schlau, stärkt das Immunsystem, hilft beim Abnehmen und kann den Muskelaufbau verbessern.

Als Arzt habe ich mir das näher angesehen. Und es gibt tatsächlich eine Megadiskussion, ob man Kindern Glutamin verabreichen soll oder nicht. Weil sich angeblich das Gedächtnis verbessert. Das wird natürlich kontroversiell diskutiert, muss man sagen. Es gibt Wissenschaftler, die meinen, das nütze rein gar nichts, andere finden: Doch, allerdings nur wenn man es mit Flavonoiden kombiniert – dann geht es sehr wohl ins Gehirn und verbessert die Intelligenz des Kindes.

Flavonoide sind Naturstoffe. Sie lindern Entzündungen, senken den Blutdruck und stärken das Immunsystem. Bei Kindern ist es deswegen interessant, weil sich ihr Gehirn noch in der Entwicklung befindet. Aber auch für Erwachsene kann's nicht schaden.

> *Kombiniert man Glutamin mit Flavonoiden oder Gemüse, könnte man vielleicht auch aktiv gegen Demenz im Alter etwas tun. Natürlich müsste das durch Studien bekräftigt werden, wiewohl diese Substanzen keine Nebenwirkungen haben und auch kein Geschäftsmodell sind.*

Der Begriff Gender ist kein binärer Prozess

Was den Menschen auszeichnet, und hier sind wir wieder beim Thema, ist dank der Entwicklung des Großhirns die Möglichkeit, über seine sexuelle Zugehörigkeit nachzudenken. Das Geschlecht bezieht sich laut dem *Global Health 50/50*-Report von 2018 auf sozial konstruierte Normen, die Rollen, Beziehungen und die Positionsmacht für alle Menschen im Laufe ihres Lebens bestimmen. Im Unterschied zu Sex ist der Begriff Gender kein binärer Prozess.

Gender beinhaltet das Verständnis, dass bei vielen Menschen Merkmale von Männlichkeit oder Weiblichkeit koexistieren und in unterschiedlichem Maße zum Ausdruck kommen. Geschlechtsattribute sind fließend. Mehr als zwei Drittel der Frauen und Männer geben geschlechtsspezifische Merkmale an, die traditionell dem anderen Geschlecht zugeschrieben werden. Geschlechterrollen entstanden in unserem Gehirn und stellen die auf Männer und Frauen in der Gesellschaft angewandten Verhaltensnormen dar, die die alltäglichen Handlungen, Erwartungen und Erfahrungen des Einzelnen beeinflussen.

Geschlechtsidentität wurde zur Fluidität, zu einem fließenden Etwas, wie eine Person sich selbst als Frau oder Mann wahrnimmt und was sich auf Gefühle und Verhaltensweisen auswirkt.

Dabei gibt es eine unverrückbare Tatsache: Frauen und Männer gleichen einander sehr, sie unterscheiden sich aber auch grundlegend voneinander. Kein Mensch ist gleich, auch wenn uns das der moderne Uniformismus klarmachen möchte.

Das Paradoxon der geschlechtlichen Gleichberechtigung

Zuletzt publizierten Forscher Studien unter dem Begriff Gender-Equality-Paradoxon. Das besagt: In Ländern, in denen es gut um die Geschlechtergerechtigkeit bestellt ist, unterscheiden sich die Geschlechter besonders deutlich. Ein Paradoxon also. In den reichen Gesellschaften Europas und Nordamerikas entsprechen Frauen und Männer in ihren Interessen und ihrem Tun mehr dem Geschlechterklischee als in traditionell geprägten Ländern, die es mit der Gleichberechtigung nicht so genau nehmen. Kurzum: Wo viel Gleichheit anzutreffen ist, gibt es besonders viele Unterschiede. Seltsam, nicht?

Hinterfragt wurden dabei auch die Einstellungen der Jugend. Das Fachmagazin *Personality and Social Psychology Bulletin* veröffentlichte im Oktober 2022 eine Studie. Im Zuge dieser großangelegten Forschung wurden 941.000 Schülerinnen und Schüler aus 78 Ländern befragt. Ergebnis: In den reichen Staaten des Westens sind die Mädchen im Vergleich zu den Burschen deutlich weniger zufrieden als in anderen Ländern und interessieren sich weniger für Bubenberufe. Absurd eigentlich, zumal die Mädchen in sogenannten gerechteren Gesellschaften ihre Bedürfnisse eher äußern und verfolgen können. Wie gibt's das?

Der Mensch ist nicht verschont vor den Urkräften der Natur

Eine Erklärung liegt in der Evolution, die Männern wie Frauen ihren Stempel auf die Seele gedrückt hat.

Der Mensch ist nicht verschont von den Urkräften der Natur. Frauen und Männer standen im Laufe der Entwicklungsgeschichte vor unterschiedlichen Herausforderungen.

Die Bürde der Schwangerschaft ist nun mal nicht unisex, sie wurde der Frau auferlegt. Was die Interessen bei Geschlechterunterschieden anbelangt, zeigt sich: Männer interessieren sich grundsätzlich mehr für Gegenstände, Frauen im Vergleich dazu mehr für andere Menschen. Wobei wir dann auch sagen könnten: Möglicherweise sind die elektrische Ladung in der microRNA und das Wunder der Epigenetik hier involviert.

Der Quellcode der Menschheitsgeschichte.

Das Archiv der DNA.

Rollenbilder und Klischees entstammen dem Großhirn, das Geschlechtern gewisse Zuteilungen erlaubt. Seit Jahren erleben wir hier einen tiefgreifenden Wandel im Männerbild. Es geht um die zeitgeistliche Abrüstung der Männlichkeit. Das Virile, die Tatkraft und auch der Risikowille wird mit dem Patriarchat gleichgesetzt. Allerdings ist das einseitig. Misogynie und Frauenfeindlichkeit sind gängige Themen, für die die Öffentlichkeit sensibilisiert ist. Für Misandrie und Männerfeindlichkeit gilt das nicht. Der Mann wird in seiner Rolle als Rohling diffamiert, als Vergewaltiger, Verbrecher und Missbraucher. Als Mann muss man heutzutage fast um seine Reputation fürchten.

Statt eines Fußballplatzes für Buben kam ein Redeplatz

Buben sollen sich nicht mehr als solche fühlen. In einer kleinen Gemeinde in der Schweiz namens Allschwill wurde ein Fußballplatz zu einer Kommunikationsfläche umfunktioniert. Die Schulleitung war der Ansicht, dass das Toben rund ums Kicken für die Jungen bei weitem nicht so gesund sei wie das gegenseitige Reden.

Eine große Studie zum Thema Lebensentwürfe und Zukunftsängste junger Männer ergab: Den Männern fehlen positive Vorbilder zur Orientierung hinsichtlich ihrer neuen Geschlechtsidentität. Sie leiden in ihrer subjektiven Befindlichkeit und fühlen sich in der Defensive. Die Frauen schreiben heute das Drehbuch.

Was freilich in Ordnung ist. Das Problem an der Sache: Jedes Pendel schlägt auch wieder in die andere Richtung aus. An maskulinen Tugenden festzuhalten, bedeutet mitnichten, einen gewaltigen Rückschritt ins Mittelalter zu machen. Für Kinder und Jugendliche ist es gut, sich einordnen zu können und sich nicht jede Woche aufs Neue definieren zu müssen.

Die Feministin Alice Schwarzer sprach sich explizit dafür aus, Geschlechterrollen abzuschaffen, nicht aber das Geschlecht gleich mit. Schwarzer wurde sofort als Trans-Hasserin punziert.

Wokeness als Mittel zur Unterdrückung der Mehrheit

Identitätspolitik wird heute unter dem Begriff Wokeness gemacht. Eine lautstarke Minderheit drückt der Gesellschaft ihre Ansichten aufs Aug, und wer auch nur den geringsten Zweifel äußert, wird ins rechte Eck gestellt.

Mit Diskussionskultur hat das längst nichts mehr zu tun. Diese Art neumoderner Bevormundung erlässt Sprachverbote und produziert elektronische Hetzjagden durch sogenannte Aktivisten, die sich im Kleid der Moral hervortun und die Mehrheitsmeinung der Gesellschaft als rückständig bezeichnen. Nur ihrer Wachheit sei es zu verdanken, dass der Menschheit endlich ein Licht aufgehe.

Der deutsche Komiker Dieter Nuhr wagte es, die Woke-Bewegung »eine kleine, machtvolle Elite« zu nennen, die versuche, »das Land zu steuern« und wurde sofort diffamiert. Nuhr, hieß es, verwende »antisemitische Verschwörungserzählungen«. Angesichts der Empörung, die dem Comedy-Star entgegenschlug, sprach er von der Macht der Inquisition.

Was ist rechts, was ist recht, was nicht? Und vor allem: Wer entscheidet das, wer urteilt darüber? Autoritäre Sprachinquisitoren?

In der Diskussion prallen automatisch Emotionen aufeinander. Es entsteht ein heilloses Durcheinander der Begrifflichkeit.

Gender wird mit sexueller Orientierung gleichgesetzt, obwohl die Genderforschung ursprünglich nur unter-

sucht hat, inwiefern geschlechtstypisches Verhalten angeboren oder anerzogen ist.

In einer Umfrage von Infratest 2021 sprachen sich 56 Prozent der Männer und 52 Prozent der Frauen gegen das Gendern in der Sprache aus.
 Der Irrglaube in der Gesellschaft besteht darin, dass Moralisten der Meinung sind, das Denken werde durch die Sprache verändert. In Wahrheit verhält es sich genau umgekehrt: Die Sprache bildet das Denken ab. Man sehe nur, wie viele neue Begriffe sich binnen kürzester Zeit rund um Internet und Handy gebildet haben.

Die Abkehr von der Weiblichkeit als Beleidigung für Frauen

Viele Frauen, die in meine Ordination kommen, sagen, es sei diskriminierend, wenn man das weibliche Geschlecht zu nivellieren versucht.
 Das Abtun der Geschlechter sei in ihren Augen eine Beleidigung. Warum muss man sich heute unwohl fühlen, wenn man sagt: Ich bin eine Frau, ich bin ein Mann, so what?
 Die Kategorie Mann und Frau – so die Meinung – sei nur ein Rahmen, in dem alles möglich ist. Und das ist nun mal auch Sex. Und damit kommt es zu einem nicht uninteressanten philosophischen Punkt, nämlich wenn der Körper seine Bedeutung völlig verliert. Wenn ausschließlich die

Zuordnung, in welchem Geschlecht man sein möchte, eine Bedeutung hat. Dann steht diese Reduktion, diese Annullierung des Körpers im Widerspruch zu dem Körperkult, den man momentan betreibt. Siehe Anti-Aging. In der Genderdiskussion sagt man, der Körper ist völlig unwichtig, niemand muss sich für seine Erscheinung schämen, und es kommt nur darauf an, wie sich der Mensch zuordnet. Auf der anderen Seite wird der Körper extrem gehegt und gepflegt. Man möchte sehr, sehr lange leben, und man möchte lange jung bleiben. Irgendwie passt das nicht zusammen. Jede Doppelmoral hat ihre Anhänger.

Die neue Anthropologie: der Mensch als geschlechtsloses Wesen

Vielleicht geht es darum, eine neue Anthropologie durchzusetzen. Der neue Mensch ist geschlechtslos. Das Weibliche wird als Rollenzwang herabgewürdigt, das Männliche als Mahnmal für Unterdrückung. Diese Klassifizierung ist fatal. Wer die Bedeutung des Leibes, der Sexualität leugnet, tut so, als sei der Mensch letztlich nur Geist und Wille zur Selbstformung.

Gender ist die neue Gnosis, der Geist als Manichäismus der Antike. Die Offenbarungsreligion einer Elite von Auserwählten. In der Antike galt dort der Körper nur als Nebensache, heute kann man scheinbar dieser Sicht wieder viel abgewinnen.

Die Evolution begegnet dem Trend mit Gleichmut. Mutter Natur hat es eingerichtet, dass zahlreiche Hirnteile die männlichen und weiblichen Hormone in völlig unterschiedlicher Weise steuern. Das ist der fundamentale Unterschied zwischen Mann und Frau.

Es sind die Gene, Epigenetik, microRNA und die Hormone. Gerade das Großhirn untermauert den nicht eliminierbaren Unterschied zwischen den Geschlechtern, auch wenn das heute einige nicht hören wollen. Das Gehirn steuert die drei großen Hormonsysteme des weiblichen Körpers.

Im Unterschied zum Mann teilt die Evolution das Leben der Frau in biologische Zyklen ein, etwa den Menstruationszyklus oder den neunmonatigen Schwangerschaftszyklus. In diesen Zyklen funktionieren die Hormone anders. Völlig anders als beim Mann. Beim Mann kommt das Testosteron aus dem Hoden heraus wie das Wasser aus dem Gartenschlauch. Ununterbrochen das Gleiche, mehr oder weniger. Bei der Frau ist's nicht ein Hormon, es sind drei.

Frauen haben drei Hormone, der Mann nur eines

Das Östrogen ist das erste Hormon. Es beginnt nach der Menstruation langsam zu steigen und erreicht zum Zeitpunkt des Eisprungs seinen Höhepunkt. Das geht von dreißig Pikogramm Serumspiegel auf 150 bis 200 Pikogramm hinauf. Dann kommt der Eisprung, und danach geht das Östrogen langsam runter und wieder leicht rauf. Wenn dann am 23. Tag eine Schwangerschaft beginnt, schießt es sofort nach oben. Kommt es zu keiner Schwangerschaft, geht es wieder runter. Sprich, es ist eine hormonell bedingte Kurvenbewegung, wobei dieser Botenstoff im Gehirn der Frau vieles bewegt.

Das hohe Östrogen ist für den Eisprung wichtig, aber auch für die Sexualität.

Anders das zweite Hormon, das Progesteron. Es ist das Hormon der zweiten Zyklusphase. In der ersten Zyklushälfte nicht vorhanden, steigt es ab dem Eisprung ebenfalls an. Es bleibt im oberen Bereich, wenn eine Schwangerschaft eintritt, und fährt wieder runter, wenn sich keine ankündigt.

Das dritte Hormon ist das, was Frau *und* Mann gemeinsam haben: das Testosteron. Es steigt vor allem nur an zwei Tagen an, nämlich dann, wenn die Frau den Eisprung hat. Hier treffen sich bei der Frau am Tag des Eisprungs hohes Testosteron und hohes Östrogen. Das hohe Testosteron fördert die Libido. Was für ein Fest.

Das Östrogen wiederum fördert vor dem Eisprung die Vigilanz fürs Gehirn, das heißt die Frau durchschaut die Männer und sieht sofort, das ist der richtige Typ. Unglaublich, wie geschickt die Evolution das eingerichtet hat. Der Mann ist schlichter aufgesetzt, er macht auf hormoneller Ebene ununterbrochen das Gleiche.

Einfluss auf Körpertemperatur, Immunabwehr und Blutzucker

Östrogen, Progesteron und Testosteron betreffen nicht nur die weibliche Zyklizität, sie haben Einfluss auf viele Körperfunktionen.

Alles das, was der Mann nicht hat, zum Beispiel die Regulation der Körpertemperatur. Die Körpertemperatur steigt ab dem Eisprung bei der Frau an. Wenn es zu einer Schwangerschaft kommt, soll die Körpertemperatur höher sein, um die biochemischen Reaktionen zu verbessern. Die Körpertemperatur hebt sich bei der Frau in der Mitte des Zyklus. Beim Mann nie, außer wenn er Fieber hat.

Auch ist die Zuckerverwertung ganz anders beschaffen. Das Östrogen verbessert sie vor dem Eisprung. Kommt es zu einer Schwangerschaft, und das Progesteron wird mehr, verändert sich die Verwertung: Die Mutter nimmt weniger Zucker für ihren Körper und gibt stattdessen alles dem Kind.

Auch die Immunabwehr wird verändert, ebenso die Nierenfunktion und vor allem das Gehirn. Das Gehirn ist deswegen so dramatisch verändert, weil die Hormone des Eierstocks zu Neurotransmittern umgewandelt werden. Das hat in dieser Weise der Mann nicht. Heißt: der Eierstock liefert dem Gehirn leckere Substanzen. Und diese Substanzen werden im Gehirn für Neurosteroide verwendet – für bewusstseinsverändernde Wahrnehmung. Die Pille kann diesen Vorgang unterdrücken. Manche

Patientinnen kommen zu mir und sagen: Ich bin unter der Pille eine andere Frau. Dafür braucht es den guten Rat eines Gynäkologen. So wichtig die Pille zur Empfängnisverhütung ist, so wichtig ist es auch zu entscheiden, wann die Pille vernünftig ist und wann nicht mehr.

All das zeigt uns, wie intelligent und auch kompliziert die weibliche Hormonwelt aufgebaut ist. Nicht kopierbar und vor allem nicht veränderbar durch eine Operation oder durchs bloße Schönreden.

Aber ist es nicht doch möglich, die Geschlechtsunterschiede zu verändern?

ZWEITER TEIL

Das große Gleichgewicht und seine Grauzonen

Gene, Epigene, microRNA, Hormone und die Geschlechterinterpretation durch das Großhirn spielen genial zusammen. Und doch passieren auch der Natur Normvarianten. Für die sie Grauzonen geschaffen hat. Können diese Grauzonen zur Norm erhoben werden? Und ist es wirklich möglich, die Geschlechterunterschiede zu ändern?

Mutter Natur hat etwas übrig für Ordnung. Ohne den Willen dazu könnte sie ihren Laden nicht zusammenhalten. Dass trotzdem immer etwas nicht ganz reibungslos vonstatten geht, hat sie einberechnet und nicht nur striktes Schwarz oder Weiß gelten lassen, sondern Grauzonen eingerichtet. Auch in der Geschlechterfrage.

Bei der Entwicklung zur Geschlechtlichkeit gibt es vieles, was zusammenspielen muss. Gene, Schwangerschaft, Epigene, die microRNA, die Hormone und das Großhirn, um nur die großen Spieler zu nennen. Dass der Prozess üblicherweise so geordnet abläuft, ist bei der Komplexität der Dinge ohnehin ein Wunder. Aber dann passiert es doch, irgendwo läuft eine Kleinigkeit anders als sonst, und die Geschlechtsidentität deckt sich nicht hundertprozentig mit den Gegebenheiten. Kein Malheur, sagt die Natur, nobody is perfect, auch ich nicht.

Werfen wir einen Blick in die Grauzonen

Es kann nicht alles nach Norm ablaufen, und das tut es auch nicht. Ich möchte Sie gern mit Robert Greenblatt bekannt machen, der ein Buch mit dem Titel *Sex and Circumstance* geschrieben hat. Greenblatt ist Endokrinologe, womit er es, meiner Beobachtung nach, nicht allzu weit zum Bücherschreiben hat. Interessanterweise sind Endokrinologen gut und gerne auch Autoren, angefangen von Carl Djerassi, der als Chemiker die Anti-Baby-Pille und als Schriftsteller das spannende Genre Science-in-Fiction erfand, bis zu meinem Fach- und Verlagskollegen Markus Metka, der gerade das Anti-Aging-Buch *Kopfsache jung* herausgebracht hat, aber das nur nebenbei.

Auf Greenblatts Erfinderkonto geht das Clomifen, ein Anti-Östrogen, das er eigentlich zur Empfängnisverhütung erprobt hat. Als er es im Tierversuch Mäusen verabreichte, hoffte er, dass sie sich nicht mehr vermehren würden. Aber es passierte genau das Gegenteil, die Population explodierte regelrecht. Heute setzt man das Mittel zur Auslösung des Eisprungs in Kinderwunschkliniken ein. So kann es gehen. Auch Djerassi, übrigens ein gebürtiger Wiener, forschte an einem Insektenvernichtungsmittel, wobei er, statt sie zu töten, ihren Reproduktionszyklus unterbrechen wollte. Herauskam die Pille, aber auch das nur nebenbei.

Für uns ist Greenblatts, nennen wir es endokrine Schreibdrüse deshalb wichtig, weil er sich in seinem Buch mit der Frage beschäftigt, inwieweit Geschlecht und Sex die Weltgeschichte beeinflusst haben. Drei Menschen, die die Natur in ihren Grauzonen angesiedelt hat, ragen heraus, ich habe sie anfangs schon eingetrommelt. Die erste davon ist Jeanne d'Arc.

Johann oder Johanna

Geschichtlich hat sich Johanna von Orléans ihre Sporen im Hundertjährigen Krieg für die Befreiung der Stadt aus englischer Belagerung verdient und war danach mit dem siegreichen Dauphin nach Reims gezogen, wo er zu König Karl VII gesalbt wurde. Jeanne wollte weiter nach Paris, um die Engländer gleich ganz vom Festland zu verjagen, aber der Vorstoß gelang nicht, der König ließ sie fallen, und von da an ging es weiter bergab. Sie wurde verhaftet, an den Herzog von Burgund ausgeliefert, der sie für 10.000 Franken an den Herzog von Bedford verkaufte. Zwei Inquisitionsprozesse später verbrannte man sie auf dem Marktplatz von Rouen als Hexe und Häretikerin am Scheiterhaufen. Als Jungfrau von Orléans wird sie verehrt, ihr Mut im Kampf machte sie zur französischen Nationalheldin, ihr Martyrium zur römisch-katholischen Heiligen.

Geschlechtlich stimmt ihr Status als Jungfrau allerdings nicht ganz. Überliefert ist, dass sie im Auftrag des Thronfolgers, dem sie mit ihren Visionen nicht recht geheuer war, drei Wochen lang auf ihre Glaubwürdigkeit und von seinen Hofdamen auf ihre Jungfräulichkeit hin untersucht worden war, und diese Prüfungen bestanden hat. Heute wissen wir: Die Jungfrau von Orléans war keine Frau, sie war ein Mann. Als Hauptquellen dafür dienen die Protokolle der Inquisition und der Heiligsprechung.

Jeanne d'Arc lebte in einer dieser Grauzonen der Natur. Sie hatte Hoden und damit aller Wahrscheinlichkeit nach ein X- und ein Y-Chromosom. Ihre Stimme hatte einen weiblichen Klang, sie hatte Brüste und ein normales äußeres Genital, aber weder Schambehaarung noch eine Scheide oder eine Gebärmutter. Sie hat nicht menstruiert und hatte auch keine Sekretion. Eine Sexualität konnte sie nie entwickeln, und wenn, hätte sie im rein biologischen Sinne zu nichts geführt, sie wäre ihr Lebtag lang unfruchtbar gewesen. Ihr Kleiderstil war das, was man heute Crossdressing nennt. In den Inquisitionsakten ist beschrieben, dass sie sich anzog wie ein Mann.

Fachlich nennt man Jeanne d'Arcs Abweichung von der Geschlechternorm testikuläre Feminisierung, es ist eine Form von Intersexualität oder Hermaphroditismus. Den Chromosomen nach ist das Geschlecht männlich, deshalb werden auch die Hoden ausgebildet. Allerdings können die männlichen Hormone nirgends andocken, weil die Rezeptoren dazu fehlen. Weil auch das Testosteron, das in den Nebennieren gebildet wird, heimatlos herumirrt, wachsen weder Scham- noch Achselhaare. Es ist ein Gendefekt, der dafür sorgt, dass die Botenstoffe das Zielgewebe nicht erreichen. Und damit regiert das Prinzip des ewig Weiblichen. Denn wenn die männliche Hormonwirkung fehlt, weil die Androgene nicht arbeiten können, reiht sich das Geschlecht automatisch in die weibliche Linie ein. Der Organismus ist dann der einer Frau.

Jeanne d'Arc war ursprünglich ein Mann, doch weil das Testosteron nicht wirken konnte, sah sie aus wie eine Frau. Biologisch führte sie ein Leben in der Grauzone, historisch war sie Heldin und Heilige.

Von Natur aus Jungfrau

Schauen wir über den Zaun zum Feind der Franzosen, ins England der Tudors. Etwa ein Jahrhundert nach Jeanne d'Arcs Tod wurde dort Elisabeth I geboren, und auch sie in einer biologischen Grauzone. Einen Hinweis darauf, so groß wie ein amerikanischer Bundesstaat, hinterließen die Engländer, als sich das Empire unter Elisabeths Herrschaft auszubreiten begann. Der Seefahrer und Entdecker Sir Walter Raleigh gab der ersten Überseekolonie seiner Königin zu Ehren den Namen Virginia.

Elisabeth galt als die jungfräuliche Königin. Aber es war mehr als das. Laut Robert Greenblatt litt die Tochter von Heinrich VIII und Anne Boleyn am sogenannten Mayer-Rokitansky-Küster-Hauser-(MRKH)-Syndrom, einer Fehlbildung der Müllerschen Gänge, die vermutlich auf eine Chromosomenstörung zurückgeht. Elisabeth hatte keine Scheide, keine Gebärmutter, keine Menstruation, wohl aber Eierstöcke. Und weil die beim

MRKH-Syndrom auch funktionieren, werden die sekundären Geschlechtsmerkmale normal ausgebildet. Brüste, Schamlippen und Klitoris sind vorhanden.

Es war eine spannende Ära, dieses elisabethanische Zeitalter, das man zurecht das Goldene nennt. Elisabeth I, unter allen Herrschern und Herrscherinnen des Landes vermutlich die bedeutendste, prägte eine Gesellschaft im Wandel, man war offen für Neues, und das in jeder Richtung, ob Religion, Kunst, Wissenschaft oder einem neuen britischen Selbstwertgefühl. Man entdeckte die Welt und ihre Geheimnisse. Die englische Renaissance war auf ihrem Höhepunkt, die Literatur vielleicht noch ein Stück darüber, die Wissenschaft war auf dem Weg, sich Macht über die Natur zu verschaffen. Francis Bacon, Shakespeare, Ben Johnson, alle auf einem Haufen. Johnson, dem zweitgrößten Dichter nach Shakespeare und sowohl dessen Rivale als auch Freund, haben wir übrigens ein aufschlussreiches Sonett über Elisabeth zu verdanken. In einer Zeile davon heißt es, die Königin habe dort, wo eine Frau die Scheide hat, eine Membran, *which made her incapable of men.* Männern war also der Zutritt verwehrt. Wir Mediziner kennen das Phänomen als *atresia vaginae.*

Die beste Quelle für Elisabeths Normvariante ist vermutlich Lord Dudley, mit dem sie seit Kindertagen verbunden und als Königin liiert war. Dass Dudley verheiratet war, störte eigentlich nicht, bis seine Frau eine Kellertreppe hinunterfiel und starb. Heute hält man Amys Tod für einen Unfall, allenfalls für Selbstmord, damals wurde mal der Earl, mal die Königin verdächtigt, dabei nachgeholfen zu haben. Eine Heirat der beiden kam daraufhin nicht mehr in Frage. Über die Jahrhunderte wurde gerätselt, ob Dudley und Elisabeth eine Affäre mit allem Drum und Dran hatten, dabei hat der Earl selbst die Aufklärung geliefert.

Ja, Lord Dudley hatte eine Beziehung mit Elisabeth I, aber sie stoppte stets unmittelbar vor dem Sexualakt. Geschlechtsverkehr war nicht möglich.

Elisabeths biologische Besonderheit war nicht unbekannt zu ihrer Zeit. Man hat es nicht verheimlicht oder sie diskriminiert. Sie galt als Jungfrau. Das wurde mitunter bespöttelt, doch ansonsten akzeptiert und toleriert.

Die Kaiserschnitt-Pionierin

Das dritte Beispiel für unsere Grauzonen, die Weltgeschichte schrieben, liefert uns der irische Arzt James Miranda Barry. Wir kennen den Doc als einen chirurgischen Pionier, er war einer der Ersten, der einen Kaiserschnitt durchgeführt hat. In Wahrheit aber gehören die Lorbeeren dafür einer Frau, denn geboren wurde James Barry im Belfast von 1795 als Margaret Ann Bulkley.

Ein Grund, warum Margaret ihr Geschlecht wechseln wollte, war klar: Frauen durften Anfang des 19. Jahrhunderts nicht studieren, und sie wollte unbedingt Ärztin werden. Es wird allerdings vermutet, dass sie auch transgender war. Jedenfalls machte sie sich zum Mann, und die Täuschung gelang. Nach dem Abschluss an der Universität von Edinburgh 1812 ging sie als James Barry zur britischen Armee und mit ihr nach Indien und Südafrika. Man beschreibt ihn als weibisch und gleichzeitig aufbrausend, er tat sich als Duellant und Ladies' Man hervor, dem man auch ein Techtelmechtel mit der Tochter des Gouverneurs nachsagte. Vor allem aber war Barry ein humanistischer Weltverbesserer. Zuerst verbesserte er die Umstände, unter denen verwundete Soldaten behandelt wurden, dann die Lebensumstände der Einheimischen, in Kapstadt optimierte er sogar das Wassersystem. Sein Kaiserschnitt-Debüt rettete einen kleinen Buben und seine Mutter, beide überlebten die Operation.

James Barrys ursprüngliches Geschlecht erkannte man erst auf dem Totenbett. Dort lag eindeutig eine Frau.

Drei Beispiele für die Flexibilität der Natur, nicht nur nach Norm zu arbeiten, und doch Großes zu schaffen. Grauzonen gehören zum Leben. Niemand weiß besser über sie Bescheid als Ärzte, Mediziner und Wissenschaftler. Sie sind quasi unser Metier, es ist unsere Aufgabe, sie zu erforschen und zu verstehen. Im Zuge dessen haben wir aber verstanden, dass es allerdings auch zum Problem wird, wenn diese Grauzonen zur Norm erhoben werden.

Nur nicht drängen

Das große Gleichgewicht, um das die Natur bemüht ist, kann schon einmal durcheinanderkommen. Das ist an sich noch kein Nachteil. Genetik, Epigenetik, Hormone und microRNA sind gute Teamspieler. Vom Großhirn gesteuert, greifen sie ineinander und spulen das Protokoll der Natur für die Entwicklungsprozesse des Menschen linientreu ab. Und wenn nicht, gibt es Pufferzonen. Das Gleichgewicht absichtlich zu stören, ist ganz etwas anderes. Die Position vieler Mediziner ist da ganz klar:

Man soll nicht von außen in die ausbalancierten Vorgänge eingreifen, schon gar nicht in den Prägejahren eines jungen Menschen.

Gleichgewicht ist der von der Natur bevorzugte Zustand. Alles ist ausbalanciert, alles greift ineinander. Mit der Pubertät bringt die Natur von sich aus Unruhe ins System. Sie ist nötig, um uns zu fortpflanzungsfähigen Geschöpfen zu machen. Die Unruhe aber extra und von außen herbeizuführen, tut einem jungen, noch nicht ausgereiften Menschen nichts Gutes. Im Gegenteil, es verwirrt mehr und belastet ihn. Unter dem Titel der Freiheit zur Entfaltung der Persönlichkeit Propaganda dafür zu machen, kann sich gegen die Gesundheit richten.

Das Drängen nimmt hier und dort schon ungesunde Formen an. Fragte man die Natur, was das in einem unfertigen Organismus anrichten kann, wüsste sie nicht, wo sie zu erklären anfangen sollte. Wir kommen noch im Detail dazu, ebenso wie zu den Motiven, die dahinterstehen, wenn junge Menschen in ihrer biologischen Geschlechtsentwicklung gestoppt werden, um ihre Geschlechtsidentität zu überdenken.

Es soll nicht falsch verstanden werden: Sollte tatsächlich eine biologische Grauzone entdeckt werden, die die Zufriedenheit eines jungen Menschen mit seinem Körper trübt, dann muss man ihm helfen. Und das wird auch gemacht. Es braucht eine Expertenmeinung, inwieweit der Wunsch nach Transgender wirklich gefestigt ist, und es soll auch eine Menge Aufklärung folgen, für die viel Zeit aufgewendet werden muss.

Persönlichkeitsentfaltung ist in unseren Grundrechten ebenso niedergeschrieben wie die Gleichstellung der Geschlechter. Sie braucht keine Propaganda, sie ist bereits gewährleistet. *Niemand darf wegen seines Geschlechtes, seiner Abstammung, seiner Rasse, seiner Sprache, seiner Heimat, seiner Herkunft, seines Glaubens, seiner religiösen oder politischen Anschauung benachteiligt oder bevorzugt werden.* So steht es im deutschen Grundgesetz. Die Notwendigkeit für das Argument der Diskriminierung ist eigentlich nicht gegeben.

Transgender postum

In Großbritannien ist die Ideologisierung des Sexuellen dabei, sich zeitlich auszubreiten, und zwar in jede

Richtung. Sie wird nicht nur für die Zukunft eingefordert, sondern auch rückwirkend. Ein internationales, multiethnisches Kollektiv mit Namen Black Trowel, auf Deutsch Schwarze Kelle, fordert sogar die Archäologie auf, ihre Skelettfunde nicht mehr in die traditionellen Geschlechterschubladen einzuordnen, weil man, wie die *FAZ* schreibt, »nicht sicher sein könne, wie die Menschen sich selbst identifiziert hätten.« Waffen oder Haushaltsgegenstände als Grabbeigabe hießen der Schwarzen Kelle zufolge deshalb noch gar nichts. Ausgrabungen mögen den Knochenbau einer Frau freigelegt haben, aber sei das auch ihre Ansicht über ihr Geschlecht gewesen, nur weil ein Küchenutensil neben ihr lag? Und selbst wenn es sich bei dem Toten um einen Mann gehandelt habe, habe sich dieses männliche Skelett vielleicht als Frau gefühlt.

Es geht also um die Freiheit des Fühlens. Die Meinung des Einzelnen soll mehr wiegen als die Meinung der Natur und der Gesellschaft. Rund um die Einführung der COVID-Impfpflicht war das noch umgekehrt. Die Freiheit der gesamten Gesellschaft war gewichtiger als die Freiheit der Einzelnen. Also was jetzt? Man fragt sich, wie das zusammenstimmt.

Und auch hier wieder dieses Drängen. Wieso treibt man die Gender-Propaganda mit einem so irren Tempo durch die Dörfer?

Der Konzern Procter & Gamble spielt mit seiner Marke Always beherzt mit. Der Hygieneartikel-Hersteller stellt in Kooperation mit dem Serviceportal für Lehrkräfte im deutschsprachigen Raum namens *Lehrer online* Arbeitsblätter für den Biologieunterricht her, in denen beschrieben wird, wie einfach Geschlechtsumwandlungen seien. Von der Überlegung, welches Geschlecht man bevorzuge, bis zur Umsetzung ginge es ruckzuck. Eine Brustoperation für Mädchen, die sich als Buben wohler fühlen, sei demnach eine simple Operation.

Einem ist noch selten eine größere Untertreibung begegnet. Der geschäftliche Nutzen, der dahintersteht, erscheint dagegen überschießend, wenn man an den Profit mit den Medikamenten denkt, die Menschen nach einer Geschlechtsumwandlung einnehmen müssen. Hans Peter Meidinger, Präsident des Deutschen Lehrerverbandes, protestierte jedenfalls massiv gegen das Drängen. Jugendliche in einem Alter, in dem die Unsicherheit regiert, auch noch damit zu konfrontieren, dass jeder Mensch genauso gut Mann wie Frau sein könne, wenn er das wolle, sei unsensibel, unpädagogisch und schade mehr als es nutze.

Der aktivistischen Pädagogik kann es dennoch nicht schnell genug gehen. Bis zur Pubertät vergeht in ihrem Verständnis immer noch zu viel wertvolle Zeit. Die *Neue Zürcher Zeitung* berichtet von Präsentationen von Queer-Vorbildern für Dreijährige im Theater oder in der Kita. Dragqueens erklären in Vorlesestunden, dass es total okay sei, sich *anders* zu fühlen, damit schon die Kleinsten vermittelt bekommen, dass es verschiedene sexuelle Orientierungen gibt. Kinder, die in dem Alter überhaupt noch nicht so weit sind, dass sie danach fragen würden, sollen ruhig schon einmal wissen, dass es vollkommen in Ordnung ist, wenn sie sich als Bub wie ein Mädchen, als Mädchen wie ein Bub, wie irgendwas dazwischen oder auch wie keines von beiden fühlen. Die Information, Geschlecht sei ein soziales Konstrukt, schafft für die Kindergartengeneration allerdings kaum Klarheit, im Gegenteil, es irritiert. Es ist kein Tor in eine freie Selbstgestaltung, sondern in extreme Verunsicherung.

Der Protest der Naturwissenschaft. Biologie ist keine Erfindung. Wissenschaftler fordern mediale Zurückhaltung.

120 deutsche Mediziner, Psychologen und Pädagogen lancierten in der Zeitung *Die Welt* einen Aufruf gegen die Berichterstattung des öffentlich-rechtlichen Rundfunks, die aus ihrer Sicht zu sehr ideologie-basiert sei. Ihre Forderung: die Rückkehr zu den Fakten der Biologie.

Das Dossier, das die Wissenschaftler anlegten, umfasst fünfzig Seiten und listet Beispiele für tendenziöse Beiträge auf, unter anderem auch hier darüber, was für ein »kinderleichter Schritt« geschlechtsangleichende Operationen wären. Beim *Y-Kollektiv*, einem YouTube-Kanal vom öffentlich-rechtlichen *funk*, tut sich noch einiges darüber hinaus. Dass ein jugendlicher Reporter etwa schwule Männer beim Gruppensex filmt, die sich die Droge Crystal Meth rektal einführen, überschreitet für mich Linien, wo man den Kindern wirklich schadet. Es ist eine Form von Missbrauch.

Die Richtung, die die Genderdiskussion einschlagen möchte, ist klar. Sie manifestiert sich in der Prophezeiung, dass die Auflösung der Geschlechter schneller gehen wird als die Genderangleichung in Leitungsgremien.

»Es wird in Kürze Männer mit Brüsten geben und Frauen mit Penissen, und das wird die Normalität werden.«

Wen man in der gesamten Diskussion nicht zu Wort kommen lässt, ist die Natur. Sie hat mit den Geschlechtern Mann und Frau zwei menschliche Wunderwerke geschaffen, deren Eigenheiten allesamt einen tieferen biologischen Sinn haben. Ihnen widmen sich die kommenden Teile dieses Buches.

DRITTER TEIL

Die Natur duldet keine Späße

Die Pubertät befeuert die Keimzellen, bei Mädchen noch mehr als bei Burschen. Die Hormone des Eierstocks sind auch Hormone des Gehirns. Anders gesagt: Die große weibliche Seele entsteht in der Pubertät. Und sie soll unangetastet bleiben. Faktum vier zeigt die Probleme auf, die entstehen, wenn die Pubertät gestört wird.

Eingriff in die kindliche Seele

Beschäftigte sich die Diskussion über Geschlechtsumwandlungen zunächst ausschließlich mit Erwachsenen, so hat sie tatsächlich inzwischen auch Kinder erfasst. Mit Zielen, die weniger medizinisch oder psychologisch, sondern vielmehr politisch sind.

Die Ausgangslage sollte eigentlich klar sein.

Zum einen ist die kindliche Sexualität äußerst sensibel. Nicht zufällig gilt als bewährte Regel, mit Kindern nur so viel über dieses Thema zu sprechen, wie sich aus ihren Fragen ergibt. Damit haben sie die Chance, sich in ihrem eigenen Tempo daran heranzuwagen. Alles andere verstört sie nur.

Zum anderen können Kinder und Jugendliche kaum Entscheidungen treffen, die ihr Leben lang halten. Denn Kinder sind nun einmal körperlich und geistig mitten in ihrer Entwicklung, und was sie gerade wollen oder nicht wollen, gilt nicht zwangsläufig für die Ewigkeit.

Um uns dessen zu vergewissern, brauchen wir nicht erst die vielen Studien zu bemühen, die belegen, dass das

Gehirn des Menschen erst im Alter von rund zwanzig Jahren ausgereift ist. Wir kennen es alle von uns selbst. Wir hatten als Teenager Flausen im Kopf, die bald wieder verschwanden.

Tragisch, wenn sich solche Flausen bis in das Erwachsenenleben hinein verewigen, wie das zum Beispiel bei Tattoos der Fall ist. Ärzte mit lasermedizinischer Kompetenz und Tattoostudios verdienen viel Geld, weil Menschen in reiferem Alter die Planeten, Blumen oder Freundschaftstattoos, die sie sich mit 16 stechen ließen, nicht mehr sehen können.

Für Geschlechtsumwandlungen gibt es aber keinen Laser, der sie später wieder zurücksetzt. Kindern und Jugendlichen solche Eingriffe zu ermöglichen oder gar vorzuschlagen, könnte deshalb tragische Schicksale produzieren.

Aus diesen Gründen sind Kinder und Jugendliche die falsche Zielgruppe für die Genderdebatte und das aus ihr entstehende politische Sendungsbewusstsein. Vielmehr sollten wir gerade mit ihnen in diesem Punkt besonders verantwortungsbewusst umgehen. Tun wir das?

In der Pubertät ist das Gehirn eine Großbaustelle. Etwas wie das Wiener Parlament, dessen Umbau vom Keller bis zum Dach etwa so lange gedauert hat wie eine durchschnittliche Pubertät und ähnlich komplex und umfangreich war. Innerhalb von vier Jahren wird das Gehirn eines pubertierenden Menschen völlig umgestaltet, wobei einzelne Teile in der Form noch gar nicht ins

Bauwerk passen, und die Bauabschnitte daher in unterschiedlichem Tempo ablaufen.

Kurz gesagt, wird unter den Strukturen, die bis dahin im Gehirn gebildet und genutzt wurden, ordentlich ausgemistet. Neuronale Verbindungen werden ersetzt, weil das kindliche Denken, Fühlen und Handeln viel simpler abläuft als beim Erwachsenen. Es wird Platz geschaffen für Neues.

Im limbischen System, diesem uralten Hirnteil, der für Gefühle und Impulse zuständig ist, geht die Arbeit rascher voran als in anderen Gehirnarealen. Es reift schneller und verursacht damit den emotionalen Aufruhr, der die Jugendlichen durcheinander und die Eltern zu Verzweiflung bringt.

Erst ganz zuletzt wird das Vorderhirn mit dem Umbau fertig, der Teil des Gehirns, der Vernunft und Logik zugänglich ist. Dieses letzte Hirnareal, das ausreift, liegt gleich hinter der Stirn. Der präfrontale Kortex ist die Region, die mit Impulskontrolle und Planungsvermögen zusammenhängt und der Fähigkeit, Konsequenzen abzuschätzen. In einem zwölf- oder vierzehnjährigen Gehirn ist dieser Prozess noch nicht abgeschlossen.

Ein junger Mensch hat in der Zeit genug damit zu tun, mit dem, was ist, zurechtzukommen. Jemanden mit der Möglichkeit zu konfrontieren, dass man die Natur nachbessern könnte, richtet genau dort gefährliches Chaos an. Allein die Überlegung anzustupsen, ob man denn nicht vielleicht anders sein möchte, dreht dort massiv am Rad, geschweige denn auf eine Entscheidung zu drängen, die mit Eingriffen in den reifenden Organismus verbunden sind, die alles andere als das propagierte Kinderspiel sind. Man mischt sich direkt in die Gehirnentwicklung ein, und das in einem Zeitraum, in dem hier ohnehin schon alles von der Großbaustelle der Pubertät durcheinandergebracht wird. Ein von Natur aus hochkomplexer Vorgang wird mutwillig gestört.

Piano und forte, eine orchestrale Balance

Das Gehirn eines Kindes ist ruhig. Es hat die Aufgabe zu wachsen, möglichst viele neuronale Verbindungen anzulegen, damit später eine ansehnliche Bandbreite an Möglichkeiten zur Verfügung steht. Je reichhaltiger dieses Angebot, desto vielfältiger das Potenzial, das ein Mensch später ausschöpfen kann. Einiges davon wird tatsächlich genutzt, anderes nicht. Die Synapsen, die bis jetzt aufgebaut wurden, schlagen weitere Verbindungen oder verkümmern und verschwinden nach dem alten Motto: *Use it or lose it*.

Der Sinn dahinter ist Fortschritt:Das neuronale Netzwerk wird zurückgestutzt, um ein noch effizienteres System entstehen zu lassen. Nur etwa die Hälfte der Nervenzellen arbeitet im Erwachsenen weiter.

Die Ordnungshüterin, die dafür sorgt, dass die Aufbauarbeit der ersten Jahre ungestört verrichtet werden kann, ist die sogenannte Gamma-Aminobuttersäure. Vielleicht haben Sie mit ihr schon unter dem Kürzel GABA Bekanntschaft gemacht. Sie ist ein Botenstoff, der die Nerven beruhigt und wird wegen ihrer entspannenden Wirkung auch gegen Schlafstörungen, Stress und Ängste eingesetzt. In der Kindheit hält sie das Gehirn und die Geschlechtsdrüsen ruhig.

Ruhig sind auch Hypophyse und Hypothalamus. Bis es Zeit wird für die Geschlechtsreife. Als Dirigentin im Hormonhaushalt klopft die Hirnanhangdrüse mit ihrem Taktstock entspannt auf ihrem Pult herum. Der Hypothalamus überblickt aus seiner übergeordneten Schaltzentrale das gesamte Orchester, das sich im Körper für das große Konzert namens Pubertät in Stellung gebracht hat. Beide sind in Warteposition. Noch. Dann kommt das Signal. Ausgelöst wird es durch das Umschalten von Gamma-Aminobuttersäure auf Glutamat. Und dann wird ins Horn geblasen. Dann ist es aus mit der heiligen Ruhe im Hirn.

Landläufig fällt uns bei dem Begriff Glutamat eher der Tunichtgut ein, der an der Appetitsteuerung im Gehirn beteiligt ist und dem wir Heißhungerattacken zu verdanken haben. Aber er hat auch weit sympathischere Seiten. Er ist ein Neurotransmitter, der das Gedächtnis unterstützt und für Bewegung im Körper sorgt. Die Bewegungen, die er in der Pubertät in Gang setzt, sind enorm. Mit seiner Hilfe krempeln sich Hypothalamus und Hypophyse die Ärmel auf und beginnen, dieses wunderbare Hormonsystem des Menschen zu etablieren. Beim Mann ist die Sache mit dem Befehl an die Hoden, die Testosteron-Produktion anzuwerfen, mehr oder weniger getan.

Bei der Frau, die sich darauf einrichtet, Leben in sich heranwachsen zu lassen, ist die Lage etwas komplizierter. Die Hypophyse braucht ein Befeuerungssystem, um zu arbeiten, und die Impulse dazu liefert ihr der Hypothalamus. Ab nun steht das Gehirn praktisch unter Beschuss. Entfesselt vom beruhigenden, GABAergen Tonus, setzt das überaktiv gewordene glutaminerge Steuerungssystem die sogenannten Gonadotropin-Releasing-Hormone, kurz GnRHs, frei, und die wiederum pfeffern LH und FSH hinaus, die die Funktion der Eierstöcke steuern.

In der Hitze des Gefechtes kommt es zu Kollateralschäden, weil auch einiges befeuert wird, was eigentlich nicht befeuert werden dürfte, und das bei beiden Geschlechtern. Es können Panikattacken und Phobien ebenso wie manche Formen der Schizophrenie und der Epilepsie entstehen. Die erste Frage eines Gynäkologen an eine Patientin, die auch mit Epilepsie zu ihm kommt, ist deshalb immer: Hat das in der Pubertät begonnen? Die häufigste Antwort ist ja. Mädchen leiden außerdem nicht selten an Depressionen, die sogar eine Genderdysphorie vortäuschen können.

In dieser Zeit des Umbaus zum geschlechtsreifen Menschen sind wir äußeren Reizen schutzlos ausgeliefert und extrem anfällig für jede Störung, Großbaustelle halt. Doch die Umbauten sind notwendig, um uns überhaupt die Fortpflanzung zu ermöglichen. Genderdiskussionen mitten im Baustellenchaos wären desaströs. Als würde man den Plan der Evolution umwerfen und während der Bauphase die Grundstückswidmung ändern. Eine Umwidmung des Geschlechtes ist in keinem Alter etwas, das man aus Jux und Tollerei macht. Aber die Pubertät ist definitiv der falscheste Zeitpunkt dafür.

Die Vorgänge während der Geschlechtsreife sind wie Yin und Yang. Yang, Anregung und Aktivität. Yin, die Beruhigung. Ein natürliches, aber sehr sensitives Gleichgewicht. Wenn alles gut geht, laufen diese beiden Prozesse auf der Großbaustelle der Pubertät in fein abgestimmter Synchronität ab. Aber eben nicht immer. Und bei Mann und Frau auch nicht gleich.

Ein Wunderwuzzi namens Progesteron

Der Organismus der Frau hat ein eigenes System entwickelt und einen Feuerlöscher ernannt, der die Lage immer wieder beruhigen kann: das Progesteron. Allein als Feuerlöscher ist das Hormon schon von enormer Bedeutung, aber das ist noch nicht alles, was dieses Gestagen kann. Sein zweiter Job ist es, im Gehirn zu Neurotransmittern umgebaut zu werden, die bei der Frau im Unterschied zum Mann eine ganze Reihe von Aufgaben haben. Dieser biochemische Umbau macht das Hormonsystem der Frau so interessant: Die Botenstoffe werden nicht nur in den Eierstöcken gebildet, sondern auch im Gehirn.

Dabei kann es passieren, dass das System bereits zu arbeiten und die Hormone den Eierstock zu befeuern beginnen, aber der Menstruationszyklus noch nicht voll eingesetzt hat. In dem Fall gibt es auch keinen Eisprung. Ohne Eisprung gibt es kein Progesteron. Und ohne Progesteron gibt es keinen Feuerlöscher. Während oben im Gehirn das Feuerungssystem auf Teufel komm raus arbeitet, fehlt unten im Fortpflanzungstrakt das System zur Beruhigung.

Normalerweise ist das Progesteron ein pünktlicher Zeitgenosse, und das aus einem guten Grund. Es scheint, als würde es dem circadianen Rhythmus unterworfen sein, weil es in der Nacht sedierend auf den GABA-Rezeptor wirkt. Das ist auch die Erklärung dafür, warum sich viele Frauen abends sehr viel besser fühlen als in der Früh.

Seine Arbeit im Gehirn erledigt das Progesteron mit einer faszinierenden Fähigkeit. Es ist in der Lage, die elektrischen Kanäle in den Gehirnzellen zu verändern, konkret den Einstrom der Ionen. Eine interessante Fähigkeit, die uns wieder zum Meerwasser und der Entstehung des Lebens zurückführt.

Die elektrische Aktivität des Gehirns zu beeinflussen, ist ein Vorrecht der Frauen.

Denn nur im weiblichen Organismus kommen Progesteron-Verbindungen, die auch im Gehirn wirken, in dieser Menge vor, und sie entstehen in der Pubertät.

Die Forschung hat sich diesen kalmierenden Effekt abgeschaut, wie das Hormon vermehrt Chlorionen in die

Zelle hinein bugsiert und sie damit zur Ruhe bringt. Was hier der weibliche Körper selbst praktiziert, machte man sich bei der Herstellung von Psychopharmaka zunutze, wir kommen gleich noch dazu.

Eines seiner spektakulärsten Kunststücke zeigt uns das Progesteron in der Begegnung mit einer männlichen Samenzelle. Auch dort kann es Ionen aktivieren. Man darf sich das als einen Knalleffekt vorstellen: Kaum in den weiblichen Körper gewuselt, trifft das Spermium auf das Progesteron der Frau, das ihm gleich einmal den Chlorionen-Kanal öffnet. Das ermächtigt das Spermium, in dem Augenblick, in dem es auf die Eizelle trifft, ein Mordsspektakel zu veranstalten. Es verursacht eine Detonation. Nur so kommt es in die Eizelle überhaupt hinein. Das gleiche Progesteron, das einen pubertierenden Körper beruhigen kann, sorgt hier für Geballer.

FAKTUM 4

Die Pubertät und das Gehirn. Ein Geschlechterunterschied

Den Reifeprozess zu stören, kann den Organismus erheblich schädigen. Es kann eine Reihe psychischer Störungen von Epilepsie bis Schizophrenie ebenso hervorrufen wie Hirntumore.

Ab der Pubertät steht das Gehirn unter dem Taktstock der Hormone. Beim Mann ist es das Testosteron. Bei der Frau ist es das Trio von Östrogen, Testosteron und Progesteron, das im Gehirn die Neurosteroide bildet. Die Ovarien sind das Gegenstück zu den männlichen Hoden, aber im Vergleich dazu nicht nur für die Fortpflanzung notwendig, sondern auch für die Gehirnfunktionen. Das ist beim Mann nicht der Fall. Der biologische Unterschied zwischen Mann und Frau in der Phase der Geschlechtsreife könnte kaum größer sein. Und er hat seine Auswirkungen auf unser gesamtes restliches Leben.

Nehmen wir nur den Hippocampus, das Zentrum, in das unser Gehirn die Inhalte einspeichert, die es im Langzeitgedächtnis behalten soll. Dieser sehr alte Teil der Hirnrinde verbindet das limbische System, in dem auch Gefühle verarbeitet werden, mit der Großhirnrinde, die unter anderem für das Denken und rationale Handeln zuständig ist. Das heißt: Nackte Informationen werden mit Emotionen verknüpft. Dieser Hippocampus, der mit etwas Fantasie in der Form einem Seepferdchen gleicht, ist östrogenabhängig und daher im weiblichen Organismus größer als beim Mann.

Es könnte sogar sein, dass die Plastizität des Gehirns mit diesem weiblichen Hormon zusammenhängt.

Progesteron ist schon während der Embryonalzeit für die Ausreifung der Myelinscheiden verantwortlich, es sorgt dafür, dass sich die Nerven mit einer Schutzhülle umgeben. Genau dieser Schutz ist zum Beispiel ausschlaggebend für Frauen, die sich nach einem Unfall mit Schädel-Hirn-Trauma erholen. Bei manchen geht es ruckzuck, bei anderen zieht sich die Genesung hin, wobei das nichts mit dem individuellen Gesamtzustand der Patientinnen zu tun hat. Studien ergaben dann, dass es am Zeitpunkt des Unfalls lag. Konkret, ob er vor oder nach dem Eisprung stattfand. Passiert der Unfall in der zweiten Hälfte ihres Zyklus, hat die Frau Glück im Unglück, denn dann ist das Progesteron aktiv, weil es sich auf eine mögliche Schwangerschaft einstellt, und kümmert sich bei der Gelegenheit gleich um die Regeneration des verletzten Körpers. Die Erholungszeit verläuft in diesen Fällen wesentlich schneller und besser als bei Frauen, die während oder nach ihrer Menstruation verunglücken.

Im Alter macht sich der geschlechtsspezifische Unterschied noch einmal bemerkbar. Dann zeigen sich bei Frauen Anfälligkeiten, die Männer nicht haben. Wird die

Hormonproduktion gedrosselt, kann man regelrecht zuschauen, wie das Seepferdchen schrumpft und im selben Ausmaß das Gedächtnis nachlässt. Dreht die Natur den Progesteron-Hahn langsam zu, verlässt die Myelinscheiden ihre Kraft und die Nervenschutzschicht wird dünner. Es ist wie Osteoporose im Gehirn.

Auch Psychopharmaka scheinen ein Geschlecht zu haben, und zwar ein eher weibliches. Das Phänomen ist kaum zu übersehen. In der Prämenopause etwa ab 45 macht die Verschreibungsrate von Psychopharmaka bei Frauen einen akrobatischen Sprung nach oben und liegt mehr als hundert Prozent über der von Männern. Der Zusammenhang von Gehirn und Hormonen ist hier nicht nur gut untersucht, sondern auch völlig logisch im Sinne der Evolution.

Die Hormone, die die Belastungen der Schwangerschaft auszuhalten helfen, tun auch ihre Wirkung im Gehirn. Ist die Phase der Reproduktion vorbei, ist auch die Zeit der Privilegien langsam beendet.

Nicht verwunderlich, dass sich die Pharmaindustrie das Progesteron zum Vorbild nimmt und sich von ihm abschaut, was nur geht. Entscheidend ist dabei die unterschiedliche Metabolisierung. Der Umbau biochemischer Substanzen läuft im weiblichen und männlichen Organismus völlig anders ab. Frauen vor dem Wechsel reagieren besser als Männer auf sogenannte selektive Serotonin-Wiederaufnahmehemmer, kurz SSRI, nach der

Menopause zeigten trizyklische Antidepressiva ähnlich gute Ergebnisse.

Verabreicht man einem Mann ein Medikament, das für Frauen entwickelt wurde, kann das ein Problem werden. Ist dieser Mann in Wirklichkeit eine Frau, kann es zu überschießenden Reaktionen kommen und sogar gegenteilige Effekte können eintreten. Auch das ist gut untersucht. Frauen brachen aufgrund der Nebenwirkungen wie Gewichtszunahme und hypotensive Störungen die Therapie häufiger ab. Männer klagten nach Einnahme von SSRI oft über Erektions- und Ejakulationsstörungen.

Wo sind hier die Warnschilder?

Inklusion ist das Ziel der Zeit, und natürlich ist es ein gutes Ziel. Menschen mussten sich aufgrund ihres Andersseins die längste Zeit den vorhandenen Strukturen anpassen. Aber im Eifer des Ansinnens, insbesondere in der Genderdiskussion, wird häufig die soziale Exklusion davon überrannt. Denn alle zu inkludieren, heißt zwangsläufig auch wieder, jemanden auszugrenzen. Jugendliche, die gemobbt oder gruppendynamisch an den Rand gestellt werden, haben keine Lobby. Studien ergaben, dass Mobbing Kindern mehr schadet als Misshandlung, sie sind traumatisiert, oft ein Leben lang. Mädchen sind davon noch mehr betroffen als Burschen. Zusätzlich darüber nachdenken zu müssen, ob sie überhaupt Mädchen oder Burschen sein wollen, ist etwas viel.

Für die Medizin wirft die totale Verfügungsgewalt über den Körper in so frühen Jahren die Frage auf, inwieweit dieser Auftrag denn erfüllt werden kann. Die Schulmedizin darf keine Therapie anwenden, von der man weiß, dass sie schaden kann. Der Punkt, auf den ich den Finger legen möchte, ist: Wo sind hier die Warnhinweise?

Bei jeder Venensalbe finden sich meterlange Auflistungen von Nebenwirkungen, Gefahren und Erkrankungen, und seien sie noch so unwahrscheinlich. Ich habe viele Patientinnen, die mir völlig harmlose Medikation zeigen, weil sie sich nicht trauen, sie einzunehmen, nachdem sie den Beipackzettel gelesen haben. Pubertätsblocker dagegen werden angepriesen wie Vitaminpillen.

Pubertätsblocker sind Medikamente, die im Gehirn wirken und dort die Botenstoffe blockieren, die in der Zeit der Geschlechtsreife zur Produktion der Geschlechtshormone ins Horn blasen, wir haben den Vorgang schon beschrieben. Das heißt, der Startschuss, der die Pubertät in Gang setzt, wird nicht abgefeuert und die natürliche Entwicklung der Jugendlichen gestoppt, um ihnen Zeit zu verschaffen, sich darüber klar zu werden, mit welchem Geschlecht sie in den Rest ihres Lebens starten wollen.

Im Oktober 2022 gab das Regenbogenportal der deutschen Bundesregierung, der Informationspool zu gleichgeschlechtlichen Lebewesen und geschlechtlicher Vielfalt, eine Empfehlung für derartige Pubertätsblocker ab: *Bist du noch sehr jung? Und bist du noch nicht in der Pubertät? Dann kannst du Pubertätsblocker nehmen, so hast* du mehr Zeit zum Nachdenken. Du kannst in Ruhe überlegen: Welcher Körper passt zu mir? Nebenwirkungen wurden keine angegeben, Risiken nicht erwähnt. Es klang, als könnten die Jugendlichen ins nächste Zuckerlgeschäft gehen und sich eine Packung Pubertätsblocker holen. Nach Protesten änderte man kurz darauf den Text leicht ab: *Bist du noch sehr jung? Und bist du noch nicht in der Pubertät? So kannst du deinen Arzt/deine Ärztin fragen, ob dir Pubertätsblocker vielleicht helfen könnten.*

Die Antwort von Ärztin oder Arzt auf so eine Anfrage ist für mich klar. Von helfen kann keine Rede sein.

Die Gefahren der Pubertätsblocker

Bei Medikamenten, die die männlichen Hormone blockieren, besteht in erster Linie die Gefahr von Meningeomen. Das sind vorwiegend gutartige Tumore in der Hirnhaut, generell machen sie 25 Prozent aller Tumore des Zentralnervensystems aus. Die häufigsten Risiken sind Strahlentherapien nach einer Krebserkrankung in der Kindheit oder die genetische Erbkrankheit Neurofibromatose, auch bekannt als Morbus Recklinghausen. Oder eben die Einnahme von Antihormonen wie den Pubertätsblockern.

Wir haben es dabei mit zwei Medikamentengruppen zu tun. Das Gonadotropin-Releasing-Hormon, GnRH, haben wir bereits kennengelernt. Es sorgt dafür, dass die

Fruchtbarkeitshormone LH und FSH in den Eierstöcken Östrogen und Progesteron und in den Hoden Östrogen und Testosteron bilden. Es ist also die Voraussetzung für die weibliche und männliche Sexualfunktion. Führt man es kontinuierlich ein, werden die GnRH-Rezeptoren heruntergeregelt, und das war's dann mit dem LH und dem FSH. Die beiden Hormone werden nicht mehr freigesetzt. Eigentlich kommt das Medikament bei Endometriose, Myomen oder Mammakarzinomen zum Einsatz.

Der zweite Wirkstoff ist ein Antiandrogen namens Cyproteronacetat. Es wird bei schwerer Akne, übermäßigem androgenetischen Haarwuchs und Haarausfall, Hypersexualität und metastasierenden Prostatakarzinomen verwendet. Da es für die Epithelzellen potenziell giftig ist, ist es in vielen Ländern gar nicht zugelassen.

So bedenklich die Pubertätsblocker für die jungen Menschen sind, so interessant sind sie für die Pharmaindustrie. Sie verdient umso mehr, je länger die Nachdenkzeit über die Geschlechtsidentität dauert, und so eine Medikation ist nicht billig. Ganz zu schweigen von den Medikamenten, die gebraucht werden, wenn sich jemand in seinem Körper tatsächlich nicht mehr daheim fühlt, dann kommen die Hormone des anderen Geschlechts ja auch noch dazu.

Gender-Change ist ein lukratives Geschäft.

Wie forsch der Trend zum Geschlechtswechsel betrieben wird, kann man in einem Report der britischen Regierung über Tavistock, die größte Genderklinik der Insel, nachlesen. Dort sollen die Patientinnen und Patienten in blutjungem Alter so unkritisch wie rasant zur Geschlechtsangleichung durchgeschleust und, wie es hieß, zu lebenslangen Pharmakunden gemacht worden sein. Als die Gepflogenheiten bekannt waren, wurde die Klinik geschlossen.

Die Kritik kommt auch aus den eigenen Reihen. Die Genderchirurgen Erica Anderson und Marci Bowers, beide selbst transsexuell, diagnostizieren der Gendermedizin in den USA, schlampige Arbeit ohne anständige Aufklärung zu praktizieren. Risiken werden verschwiegen, und viele Jugendliche, die sich zum Gender-Change entschieden hatten, bereuten ihn später.

Insbesondere Mastektomien, also die chirurgische Entfernung der Brüste, werden immer wieder als Lappalien hingestellt. Hier werden die Grundregeln der Vernunft und die moralischen Regeln der Schulmedizin außer Kraft gesetzt.

Die Tavistock-Klinik entstand rund dreißig Jahre vor diesem Eklat in London, mit dem Ziel, vor allem jungen Menschen mit Problemen bei ihrer Geschlechtsidentität zu helfen. So weit, so gut. Doch nun erzählten viele Betroffene, dass der Zugang zu Geschlechtsumwandlungen und Transsexualität oft zu unkritisch und affirmativ gewesen sei. Diagnosen erfolgten viel zu schnell, ebenso wie irreversible Behandlungen.

In Zweifelsfällen, die es auch dort gab, verabreichten die Ärzte den Kindern und Jugendlichen Pubertätsblocker. Diese Medikamente zögern die Geschlechtsreife hinaus. Die Idee dabei: Denk mal noch eine Runde nach, ob du Junge oder Mädchen sein willst, und so lange hilft dir die Pharmaindustrie.

Wie schwer diese Medikamente sind, spielte dabei kaum eine Rolle. Die Blockade, die sie auslösen, ist zwar reversibel, dennoch verändern sie die Entwicklung der Kinder dabei auch über das gewünschte Ergebnis hinaus ungeplant und schwerwiegend.

Wer Heranwachsende durch solche Fährnisse und Strapazen hetzen will, sollte triftigere Gründe dafür haben, als den Aufschub einer Entscheidung für oder gegen das eigene Geschlecht, vor der das betreffende Kind ohne entsprechende Einwirkung von außen vielleicht gar nicht gestanden wäre.

Ebenso schwer wiegen die Versäumnisse der Tavistock-Klinik bei der klinisch-psychologischen, psychotherapeutischen beziehungsweise psychiatrischen Betreuung ihrer Patientinnen und Patienten.

Hier sei noch einmal betont, dass viele Menschen, die mit ihrer Geschlechtsidentität hadern, mit schweren psychischen Problemen zu kämpfen haben. Das ist nicht verwunderlich, leiden sie doch stark unter dem Körper, der sich für sie falsch anfühlt, und unter ihrem Anders-Sein. Doch die Tavistock-Klinik verabsäumte Untersuchungen, wie zum Beispiel die Wiener Transgender-Ambulanz sie in jedem einzelnen Fall gründlich durchführt.

Die Tavistock-Ärzte verorteten die Ursachen der psychischen Leiden fast immer in der Transsexualität und ignorierten mögliche andere mentale Probleme. Dazu kam Schubladendenken. Eine betroffene Patientin, von der die Schweizer Tageszeitung *NZZ* berichtete, klagte: »Nur weil ich vom Typ her maskulin bin und auf Frauen stehe, heißt das doch nicht, dass ich transsexuell bin.« Die Ärzte der Tavistock-Klinik behandelten die junge Frau dennoch und nun bereut sie das Ergebnis, das sie ihr als perfekte Lösung ihrer Probleme präsentierten. Mit 19 ließ sie sich die Brüste amputieren.

Die Reue der jungen Frau ist zum Glück eine Ausnahme. Weniger als ein Prozent der Menschen, die sich einer Geschlechtsumwandlung unterziehen, sind später unglücklich darüber. Dennoch wirft die Tavistock-Klinik über den Einzelfall hinausreichende Fragen auf.

Von welchen Interessen waren die Ärztinnen und Ärzte getrieben?

Warum werden Pubertätsblocker gerade überall in der Kinder- und Jugendmedizin gesellschaftsfähig?

Warum stehen die Nebenwirkungen von Pubertätsblockern immer im Hintergrund?

Entwickelt sich die sorgfältige, gewissenhafte und verantwortungsbewusste Transgendermedizin, die angesichts des überaus intimen Lebensbereiches, den sie betrifft, eigentlich im Stillen agieren sollte, zu einer medizinischen Modesparte wie einst die Schönheitschirurgie? Wenn ja, warum ist das so?

Warum gibt es mehr Ambitionen, Geschlechtsumwandlungen zu einer Art medizinischem Konsumprodukt zu machen, als durch Forschung und begleitende Studien die Risiken zu verringern und die Chancen zu erhöhen?

Werfen wir dazu einen Blick auf das bereits erwähnte Regenbogenportal, betrieben seit Mai 2019 vom deutschen Bundesministerium für Familie, Senioren, Frauen und Jugend. Die Website dient vor allem als Informationsquelle, Datenbank und Wissensnetzwerk zu LSBTI-Themen. Das Akronym LSBTI steht für lesbisch, schwul, bisexuell, trans- und intergeschlechtlich.

Das Regenbogenportal bietet vielfältige Informationen hierzu und versucht laut Eigendefinition, aufzuklären, zu vernetzen und Diskriminierungen entgegenzuwirken. Doch dort erschien im Oktober 2022 eben jener problematische Artikel, der tatsächlich eine an Kinder und Jugendliche gerichtete Empfehlung, Pubertätsblocker einzunehmen, enthielt.

Was genau diese Medikamente mit Kindern machen, welche Nebenwirkungen und Langzeitfolgen sie haben, ist wie gesagt weitgehend unbeobachtet und unbeforscht. Fest steht, dass sie auch das körperliche Wachstum hemmen. Es ist aber fraglich, ob das entstehende Manko später wieder aufholbar ist. Außerdem können sich

Pubertätsblocker auf die Stimmung und den Kreislauf auswirken.

Immerhin scheint es so etwas wie eine kollektive Vernunft in der Bevölkerung zu geben, der solche Empfehlungen zuwiderlaufen. Denn das Regenbogenportal löste mit seinem Ansinnen eine heftige, länderübergreifende Diskussion aus. Solche Medikamente können wir doch nicht wie Hustenbonbons empfehlen, lautete der Tenor.

Dass die Politik dermaßen unkritisch und unreflektiert mit einem so sensiblen Thema umgeht, ist tatsächlich bedenklich und auch hier stellen sich Fragen:

Warum tut die Politik das?

Was kommt als nächstes?

Was passiert, wenn sich die Bevölkerung an solche Vorstöße gewöhnt und die kollektive Vernunft nicht mehr rebelliert?

Warum fällt der Politik nichts wirklich Sinnvolles ein, um Kindern mit Problemen bei ihrer Geschlechteridentität zu helfen?

Es geht noch krasser. Während dieses Buch entsteht, diskutiert Deutschland ohne allzu heftige Gegenstimmen die Zulassung geschlechtsverändernder Eingriffe bereits ab einem Alter von 14 Jahren. Mädchen könnten sich dann also die Brüste und Buben den Penis amputieren lassen, und das schon in einem Alter, um das noch einmal zu betonen, in dem die Entwicklung ihres Gehirns noch nicht abgeschlossen ist und ihre wahren Motive für solche irreversiblen Eingriffe womöglich zweifelhaft sind.

Kinder sind noch beeinflussbar. Vor allem innerhalb der gleichaltrigen Freundesgruppe folgen sie den gleichen Trends, tragen die gleiche Kleidung und Frisuren. Wer selbst Kinder hat, weiß, vor allem in der Pubertät zählt die Meinung der Freundinnen und Freunde weitaus mehr als die aller Erwachsenen zusammen. »Ich will die gleiche Frisur wie Sarah!«, heißt es dann. Vielleicht kennen Sie solche Sätze von Ihrem Nachwuchs, und egal, wie schrecklich Sie diese Frisur dann finden, haben Sie doch keine Chance.

Wenn Ihr Kind mit einer schrecklichen Frisur herumläuft, können Sie das verschmerzen. Dann sind zwar einige Weihnachtsfotos ruiniert, aber Haare wachsen nach. »Kevin heißt jetzt Kerstin, das will ich auch.« Wenn Ihr Kind, in diesem Fall Ihr Sohn, mit diesem Wunsch daher kommt, wird es schwierig. Ein Penis wächst nicht nach. Wie reagieren Sie?

Mit der Diskussion über dieses Gesetz instrumentalisiert die Politik eine Phase der kindlichen beziehungsweise jugendlichen Unsicherheit, in der viele Heranwachsende gleichsam von Natur aus unglücklich mit sich selbst sind. Und die Eltern? Die können ihren Kindern solche Eingriffe zwar verbieten, aber mit einem entsprechenden Antrag an ein Familiengericht können die sich dem widersetzen. Als Vater oder Mutter sind Sie dann raus.

Tatsächlich gibt es Kinder, die mit dem falschen Geschlecht geboren sind. Sie bilden aber nur eine sehr kleine Gruppe der Gesellschaft. Viele äußern den Wunsch vielleicht nur aufgrund gruppendynamischer Effekte innerhalb ihrer Clique oder weil sie als Teenager gerade unzählige andere Probleme haben, die sie miteinander vermischen und die letztlich in einem entsprechenden Umfeld in einer eingebildeten Transsexualität kulminieren.

Sie werden selbstverständlich mit Ihrem Sohn, um bei dem Beispiel zu bleiben, darüber reden. Er wird gute Gründe für seinen Wunsch anführen. Sie werden schwanken. Vielleicht werden Sie nachgeben. Aber wenn Sie das tun, werden Sie doch immer das entsetzliche Gefühl haben, dass es nur eine Phase gewesen sein könnte. Eine, an die sich Ihr Sohn mit 18, wenn sein Gehirn fertig entwickelt ist, ohne Eingriff vielleicht genauso wenig erinnern kann wie an irgendeine Party, die Sie ihm verboten haben. Wenn Sie schließlich zustimmen, haben Sie am Ende vielleicht nicht nur eine Tochter statt eines Sohns, sondern eine höchst unglückliche noch dazu.

Denken Sie noch einmal an Ihre eigene Jugend zurück. Sie sind wieder 14 Jahre alt und stehen vor dem Spiegel. Was sollen Sie bloß heute für die Schule anziehen? Sie entscheiden sich für blaue Jeans, die gerade im Trend liegen, und ein dazu passendes T-Shirt. Skeptisch betrachten Sie sich. Die Hüften? Zu breit. Die Haare? Zu dünn. Die Nase? Zu plump. Die Stirn? Voller Pickel.

Sie haben das Gefühl, andere seien viel schöner als Sie. Widerwillig schultern Sie dennoch Ihren Rucksack und gehen zur Schule. »Hey, cooler neuer Rucksack!«, begrüßen Ihre Freunde Sie. Immerhin, denken Sie. Der Rucksack ist cool. Es ist der gleiche, wie Therese aus der Klasse über Ihnen einen hat.

Es liegt in der Natur der Dinge, dass wir uns als Teenager unsicher fühlen und uns an den anderen orientieren, vor allem an denen, die wir bewundern. Wir kommen in die Pubertät, unser Körper verändert sich, wir sind empfindlich und gleichzeitig überaus empfänglich für Meinungen und Kritik von Gleichaltrigen.

Wenn Erwachsene in diese Phase auch noch mit der Genderdebatte hineinplatzen, machen sie einen gravierenden Fehler. Es ist völlig in Ordnung, wenn Jugendliche erfahren, dass es Transpersonen gibt und dass mit ihnen überhaupt nichts verkehrt ist. Was derzeit aber die Politik veranstaltet, hat jeden Rahmen verloren.

Aus vernünftiger Aufklärung ist sozialer Druck entstanden, die eigene sexuelle Identität infrage zu stellen. Die Politik greift in das Privatleben junger, unsicherer Menschen ein und stilisiert etwas, das sehr wenige betrifft, zum Massenphänomen. Sie verwirrt Teenager, die altersbedingt höchst verletzlich sind, und riskiert es leichtfertig, ihr Leben zu verpfuschen.

Die Politik will Kindern und Jugendlichen Dinge erlauben, deren Ausmaß sie nicht ansatzweise begreifen können. Sie droht, mit der Zulassung von Hormonbehandlungen und chirurgischen Eingriffen für sie unwiderrufliche Fakten im Leben von Menschen zu schaffen, deren Meinung sich als Folge eines natürlichen Entwicklungsprozesses jeden Tag wieder ändern kann.

Fazit. Mit der Diskussion über die freie Geschlechterwahl unter Jugendlichen instrumentalisiert die Politik eine Lebensphase, in der sich viele Menschen selbst nicht gefallen. Diese Unsicherheiten auszunützen, um die Genderdiskussion anzuheizen und die eigenen, umstrittenen Meinungen durchzusetzen, ist verantwortungslos und grausam.

VIERTER TEIL

Der Geschlechtsunterschied in den einzelnen Organen

FAKTUM 5

Das Herz

Es ist das Lebensorgan des Menschen. Ein Muskel, der den gesamten Organismus am Laufen hält. Und doch funktioniert es bei der Frau anders als beim Mann. Frauen sterben viel seltener an Herzkrankheiten vor der Menopause.

3.311.280.000 Schläge vollzieht das weibliche Herz in einem Durchschnittsleben, runden wir ab auf 3,3 Milliarden Mal. Das Herz des Mannes kommt auf 2.733.120.000, also 2,7 Milliarden.

Es sind Durchschnittswerte, die da eine Differenz von 578 Millionen Pumperern ausmachen. Sie ergeben sich aus dem Arbeitsrhythmus des Herzens, der auf den Unterschieden zwischen den Geschlechtern beruht. Wir gehen von sechzig bis hundert Schlägen pro Minute aus, wobei Frauen einen etwas höheren Puls haben. Setzen wir also den männlichen Herzrhythmus bei einer Schlagzahl von 65, den weiblichen bei 75 an. Die Lebenserwartung von Frauen beträgt in Westeuropa derzeit 84 Jahre, Männer erleben durchschnittlich ihren Achtziger. Damit sind wir bei den 3,3 und den 2,7 Milliarden Schlägen.

Ein simpler Unterschied. Aber es ist auch nur der Anfang der faszinierenden Geschichte unserer Herzen und den Geheimnissen, die vor allem Frauen in ihrer Brust tragen.

Frauen sterben seltener an Herzerkrankungen

Vor der Menopause ist das Risiko einer Frau, an einer Herzerkrankung zu sterben, zwei- bis sechsmal geringer als beim Mann im gleichen Alter. Ein Herzinfarkt ist bei ihr in der Zeit so rar, dass er häufig sogar übersehen wird. Wenn einer Frau in ihren ersten fünfzig Jahren der Schweiß ausbricht und sie nach Luft ringt, denkt niemand an ihr Herz. Selbst wenn sie mit den typischen Symptomen ins Krankenhaus kommt, wird erst einmal alles andere abgecheckt, bevor man auf einen Infarkt tippt.

Und typisch heißt bei ihr: Atemnot, Schmerzen zwischen den Schulterblättern, Ziehen in den Armen, Erschöpfung, Schweißausbrüche und depressive Stimmung. Wohingegen der Mann benommen und schwach ist, ein Engegefühl in der Brust und Schmerzen im Kiefer, im Nacken und im Hals spürt. Schmerzen im Oberbauch, Übelkeit und Erbrechen, Rückenschmerzen und Kurzatmigkeit kommen bei beiden vor.

Dass Frauen vor der Menopause kaum einmal einen Infarkt erleiden, ist paradoxerweise auch der Grund, warum jüngere Frauen an ihren seltenen Herzinfarkten öfter sterben als Männer. Die falsche Einschätzung bei der Diagnose kostet wertvolle Zeit und führt auch dazu, dass Frauen seltener wiederbelebt werden können.

Natürlich ist eine Herzerkrankung insgesamt die häufigste aller Todesursachen, an der 24 Prozent der Män-

ner und 21 Prozent der Frauen sterben. Diese 21 aber hauptsächlich in der zweiten Hälfte ihres Lebens.

Die Ursache dafür ist ein Gas. Es trägt das Kürzel NO nach seinen zwei Atomen Stickstoff und Sauerstoff, wir kennen es unter dem Namen Stickstoffmonoxid. Es gibt im Körper nicht nur Hormone, sondern auch Gase mit Hormonwirkung, sogenannte Gasotransmittoren. NO ist eines davon, wahrscheinlich sogar der Star im Team. Zwar ist es auch für den sauren Regen mitverantwortlich, aber in den 1990ern hat man vor allem im weiblichen Organismus gesehen, was es alles kann, woraufhin das Magazin *Science* es zum Molekül des Jahres 1993 gewählt hat, betitelt mit dem Spruch: *Just say NO*.

Stickstoffmonoxid, der Steckbrief

NOs Fähigkeiten sind genial. Es verbessert die Blutgefäße und die Hirnfunktion, es bringt Energie und wandelt sie in Wärme um. Es ist ein Geschenk vom Östrogen an die Frau, und dafür kann sie nur danke sagen. Bei derartig grandiosen Molekülen ist es nie sehr wahrscheinlich, dass sie eben erst aus dem Ei geschlüpft sind. Eine Bandbreite wie die vom Stickstoffmonoxid muss weit in die Evolution zurückgehen. Und tatsächlich.

Betrachten wir den Werdegang von Stickstoffmonoxid retrospektiv, stoßen wir auf einen unscheinbaren Typen aus der Familie der Weichkäfer. Untertags hockt er unauffällig auf einem Blatt oder klebt sich in die Rinde eines Baumes, mit seinen zehn Millimetern passt er ja überall hinein. Aber kaum geht die Sonne unter, geht sein Licht auf. Der Winzling verwandelt sich in einen Strahlemann. Ab 22 Uhr beginnt das Kerlchen zu leuchten. Da breitet das männliche Glühwürmchen seine Flügel aus und blinkt, interessanterweise nur mit dem Hinterteil. Hellgrün ragt er in das Schwarz der Nacht hinein. Der Energielieferant ist indirekt unser Stickstoffmonoxid.

Der Sauerstoff wird einerseits für die Atmung verwendet. Andererseits kann er durch NO von den Mitochondrien, den Kraftwerken in den Zellen, umgeleitet werden und nimmt Elektronen an, wodurch Wärme entsteht. Für den weiblichen Organismus ist dieser Prozess wichtig. Wird er in den Menopause-Jahren unterbrochen, hat die Frau Schwierigkeiten mit ihrem Gewicht.

Dreht das Stickstoffmonoxid den Schalter um, kann der Elektronenfluss in die Mitochondrien aber nicht nur Energie und Wärme erzeugen, sondern auch Licht anknipsen. 95 bis 98 Prozent der Energie werden im Glühwürmchen zu Licht umgesetzt. Das bringt keine Glühbirne fertig, obwohl Tüftler seit Jahrzehnten versuchen, das glühende Würmchen in seiner Effizienz nachzuahmen. Gelingt nur nicht. Denn das Leuchten des Käfers hat einen besonders guten Grund. Die Natur lässt sein Hinterteil blinken, damit der kleine Mann eine Chance hat, dem Weibchen aufzufallen. Der Plan geht natürlich auf. Das Weibchen sieht den illuminierten Hintern und kommt prompt selbst ins Glühen.

Stickstoffmonoxid ist ein begnadeter Kuppler. Den Homo-sapiens-Mann bringt es zwar nicht zum Leuchten, aber es verhilft ihm zur Erektion.

Die Frau bildet ihre eigenen Nitroverbindungen. Die Durchblutung durch das Stickstoffmonoxid erreicht dabei nicht nur Scheide und Klitoris, es erfasst den gesamten Körper. Es blinkt vielleicht nichts, aber es ist ein Leuchten von innen heraus. Das bringt der Mann nicht fertig, ihm ist nur der Penis geblieben.

Das Leuchten ist kein Spezialeffekt, den sich die Evolution zwischendurch einfach so eingebildet hat. Klar, dass da ein tieferer Sinn dahintersteckt, und das ist einmal mehr die Fortpflanzung. Die vermehrte Durchblutung des gesamten Körpers, die auch die Herzinfarktrate so gering hält, ist nötig, weil die Schwangerschaft vorbereitet werden muss, von der Gebärmutter bis hinauf zum Rippenbogen. All das ist Aufgabe des Stickstoffmonoxids. Genau für diese Reichweite muss das NO auch in den Blutgefäßen gebildet werden, konkret in deren Innenauskleidung, dem sogenannten Endothel, es muss am Ort des Geschehens wirken. Verteilt wird das Gas dafür nicht über die Blutbahn, sondern durch das Gewebe.

Wie jeder geniale biologische Stoff, wurde auch versucht, Stickstoffmonoxid zu synthetisieren, allerdings aus einem ganz anderen Gedanken heraus. Alfred Nobel wollte Nitroglycerin weiterentwickeln, und das gelang dem Erfinder des Dynamits auch, sozusagen mit einem Knalleffekt. Kurz vor seinem Tod philosophierte er in seinem Tagebuch darüber, wie paradox das Schicksal doch manchmal sei. Denn nun verschrieben ihm die Ärzte akkurat die chemische Verbindung, die er sein Leben lang beforscht hatte. Diese hergestellten Nitroverbindungen, die im Körper Stickstoffmonoxid freisetzen können, erweiterten nun die Blutgefäße an seinem eigenen Herzen. Die Nitropräparate, die wir heute noch in der internen Medizin bei Herzerkrankungen verwenden, sind nichts anderes als NO-Spender.

Das NO verbessert aber nicht nur im Herzen die Durchblutung, sondern auch im männlichen Glied. Würde man es allerdings einem Mann mit Erektionsstörungen geben, hätte er leider tausend Nebenwirkungen, da wäre ihm gar nicht mehr nach Verkehr.

Erweitern sich die Blutgefäße nämlich zu sehr, wird man ohnmächtig. Deshalb kann man billige Nitropräparate auch nicht statt Viagra nehmen, ohne Kopfweh und Ohrensausen zu kriegen. Viagra wirkt anders, indem es den schnellen Abbau des Gases im Glied verhindert. Damit bleibt das NO drinnen und die Erregung aufrecht. Der Mechanismus um den Schwellkörper funktioniert aber nur über Stickstoffmonoxid.

Einen zweiten, sehr beredten Hinweis auf die Evolution geben uns die Cynomolgus-Affen. Grundsätzlich passiert bei ihnen in Stresssituationen das Gleiche wie beim Menschen, es wird einmal Acetylcholin freigesetzt. Weil Stress für diesen Neurotransmitter nichts anderes als der Vorbote einer Verwundung ist, zieht er vorsorglich die Blutgefäße zusammen. Wie es die Biologie oft vor- und die Medizin es ihr nachmacht, wird gleichzeitig auch das Gegengift herangewunken, nämlich das Stickstoffmonoxid. NO erweitert, was Acetylcholin verengt hat, und verhindert, dass sich die Blutgefäße zu sehr auf die Gefahr vorbereiten. Da bei Frauen dieses Zusammenspiel viel besser ausgeprägt ist als bei Männern, sind sie im Stress weniger infarktgefährdet. So weit so gut. Bei den Cynomolgus-Äffchen stieß man in Untersuchungen auf einen erstaunlichen Zusammenhang.

Die soziale Stellung ist eine Herzensangelegenheit.

Wie in jeder Population gibt es bei ihnen eine Rangordnung von Alpha- und Omega-Tieren, und zwar bei beiden Geschlechtern. Die dominierenden Alphas haben Zugang zum Sex und zum Essen, die Omega-Population muss warten, was übrigbleibt. Interessant dabei ist, dass die Omega-Männchen durch das Stresshormon Cortisol alle Herzprobleme haben. Die armen Äffchen halten den Stress nicht aus, weil das Cortisol verhindert, dass das Stickstoffmonoxid freigesetzt wird.

Anders bei den Weibchen der untergeordneten Omega-Population. Das Stickstoffmonoxid unterdrückt die Gefäßverengung. Egal, was kommt, sie stecken den Stress einfach weg.

Das sportliche Östrogen

Sport ist gesund und gut für das Herz-Kreislauf-System. Das hat sich herumgesprochen, und man weiß auch, warum. Nicht so bekannt ist vielleicht, wie sehr Sport den Blutfluss in Bewegung bringt. Liegen wir auf der Couch, fließt das Blut mit dem Temperament eines Rinnsals. Laufen wir ein paar Kilometer, schießt es durch die Gefäße wie ein Bergbach ins Tal. In dem Fall passiert zweierlei: Erstens wird Stickstoffmonoxid freigesetzt. Je verstopfter die Blutbahnen durch Cholesterin sind, desto weniger NO wird gebildet. Und zweitens wird der Fettanteil des Blutes sofort in Energie umgesetzt, und die Blutfette sinken.

Was sicher weniger bekannt ist: Genau das Gleiche kann das Östrogen, wenn auch über einen anderen Mechanismus: Es produziert bei der Frau mehr NO und transportiert das Cholesterin besser in die Zelle hinein. Dadurch ist die Frau von Natur aus vor Herz-Kreislauf-Erkrankungen besser geschützt. Auch ohne Sport. Bewegt sie sich trotzdem, erhöht sich der Schutz.

Kleiner praktischer Hinweis für alle, die Sport betreiben, um abzunehmen. Kilos wird man nur los, wenn man nach dem Sport vier bis sechs Stunden nichts isst. Sonst ist der feine Effekt, dass Triglyceride in Energie verwandelt werden, gleich wieder dahin.

Der X-Faktor des Östrogens

Die Erweiterung der Blutgefäße verschafft der Frau noch einen zusätzlichen eklatanten Vorteil: Sie packt den Blutdruck am Krawattl und hält ihn am Boden. Vor dem Wechsel ist Hypertonie bei Frauen so selten wie der Herzinfarkt. Danach schaut es allerdings anders aus. Kaum ist der Blutdruck dem Klammergriff des Östrogens entronnen, fehlt ihm auch das Stickstoffmonoxid, und er macht, was ihm bislang verwehrt war: Er schnalzt hinauf.

Interessant dabei ist, dass Frauen auch deshalb in Sachen Blutdruck privilegiert sind, weil ihnen das Y-Chromosom des Mannes fehlt. Ja, das Y begünstigt Hypertonie, erstaunlich, nicht? Der Grund dafür liegt in der evolutionären Rolle des Mannes, die in Verteidigung und Kampf bestand. Es ist offenbar nicht so, dass Männer das von sich aus, automatisch und von vornherein so toll finden. Sie brauchen vielmehr einen Anstoß zum Kämpfen. Und der kommt vielleicht aus den Genen, vom Y-Chromosom. Die geballte Faust der Hypertonie sozusagen.

Ein Gemüse namens Östrogen

Östrogen ist nicht nur so gut wie Sport, es ist auch so gut wie Gemüse. Die Verwandtschaft beruht auf dem Phenolring des Östrogens, mit dem es genau das Gleiche anstellt wie Polyphenole, es fängt freie Radikale ein. Als Phenolfänger ist Östrogen vor allem bei den an sich eher teilnahmslosen Fetten wichtig, die nicht unbedingt in der ersten Reihe stehen, wenn es um chemische Vorgänge geht. Man nennt das inert. Es ist nicht schwierig, ihnen Elektronen zu rauben. Passiert das außerhalb der Mitochondrien, wo sie normalerweise zerlegt und verbrannt werden, entstehen Verbindungen, die dem Körper schaden. Sofern die Fette also nicht sofort in Energie umgesetzt werden, sind sie deshalb gefährliche Radikalspender, die geklauten Elektronen schwirren herum und richten als freie Radikale großen Schaden an. Das Östrogen kann diese Rabauken mit seinem Phenolring genauso gut abfangen wie ein Kohlrabi oder ein Radieschen.

Das magische Dreieck

H_2O. Drei unscheinbare Zeichen, und doch so eine Power dahinter. Der Mensch besteht zu siebzig Prozent aus Wasser, und es ist der einzige natürliche Stoff, der flüssig, fest und gasförmig sein kann und damit in allen drei Aggregatzuständen vorkommt. Die Grundlage für alles Flüssige und damit auch für das Blut ist Wasser. Einem Sauerstoff- und zwei Wasserstoffatomen gelingt es, die Grundlage allen Lebens auf der Erde zu sein.

Das Kunststück funktioniert, weil Wasser als eines der wenigen Moleküle zwei unterschiedliche elektrische Ladungen hat. Das O des Sauerstoffs ist negativ geladen, die beiden Hs des Wasserstoffs sind positiv. Und sie sind nicht linear angeordnet, sie bilden ein Dreieck mit asymmetrischer Ladeverteilung. Damit kann sich das Molekül nicht nur untereinander verbinden, was es zu dem macht, was wir als Wasser bezeichnen. Es kann sich auch mit Milliarden anderer Moleküle zusammentun, ununterbrochen und endlos. Sie kleben sich an sie, dienen ihnen als Lösungsmittel und schleppen sie mit. Das macht H_2O zum besten Transportmittel, das man sich vorstellen kann. Auch für Ionen.

Das Leben ist Elektronik, und Wasser die Voraussetzung dafür. Die Existenz der Erde hängt entscheidend von dieser Fähigkeit des Wassers ab.

Es wäre alles so gut und schön, wenn es da nicht ein paar Bausteine des Lebens gäbe, die keine elektrische Nettoladung haben. Fette, die für die Hormonbildung und die Elastizität der Gefäße wichtig sind, sind nicht polar. Sie haben nichts, woran man sich kleben könnte, und lassen sich daher auch nicht mitschleppen. Sie können nicht von Wassermolekülen aufgelöst werden und würden einfach so durch die Gegend schwimmen. Die Natur hat diese apolaren Gestalten gebändigt und sie mithilfe von sogenannten Apolipoproteinen löslich und transportfähig gemacht. Das heißt: Die Lipide werden im Blut zu Eiweißen gebunden. Die Natur hatte die Idee, ihnen quasi einen elektrisch geladenen Appendix anzuhängen. Und als genialen Handlanger hat sie sich dazu das Östrogen ausgesucht. Es verpasst den Fetten eine Elektro-App und macht sie damit einsatzfähiger für die

Zelle. Östrogen greift also direkt in die Elektronik des Lebens ein.

Die Wahl fiel nicht zufällig auf das Östrogen. Vor allem geht es bei der Sache ja darum, der Frau die nötige Energie für die Fortpflanzung zu geben, dem höchsten Ziel der Evolution. Die Protein-Apps der Frau sind deshalb sehr viel mehr vom Geschlecht abhängig als beim Mann.

Mit Eintreten des Wechsels ist der Zauber dann großteils vorbei.

Das Östrogen sinkt und erzeugt auch keine Apps mehr. Frauen merken es am Anstieg ihres Cholesterinspiegels. Während beim Mann der Pegel von Cholesterin und Triglyceriden durchgehend hoch ist, befindet sich das Cholesterin der fruchtbaren Frau nicht im Blut, sondern in den Zellen. Dort soll es die Fluidität und Härte der Zellmembran kontrollieren und die Proteine und Fette innerhalb der Zelle gut verteilen. Dieses Lipid-Rafting ist besonders in der Schwangerschaft von Bedeutung. Auch die direkte Versorgung des Kindes braucht einen besonderen Stoffwechsel der Mutter, der aber dem gesamten weiblichen Körper zugutekommt – auch unabhängig von einer Schwangerschaft.

Holistisch betrachtet, gibt es die App schon beim weiblichen Federvieh. Vögel verfügen über das sogenannte Dotter-Vorläuferprotein Vitrologenin. Ein Protein im Ei, das das heranwachsende Küken ständig mit Fett versorgt. Nicht nur aus dieser Vogelperspektive kann man schon den Eindruck gewinnen, dass der Weltenbaumeister die Mechanismen, die er entdeckt und die sich bewähren, wieder und wieder verwendet.

Die Apps sind das eine, das zur besseren Verwertung der Fette beiträgt. Das andere ist die vermehrte Bildung der LDL-Rezeptoren, über die das Fett in die Zelle gelangt. Auch den Dank dafür darf sich das Östrogen auf sein Hormonkonto heften.

Östrogen vermehrt die Blutfette, verwertet sie aber sofort. Es verbessert ihren Transport und öffnet über die LDL-Rezeptoren die Schleusen, um sie in die Zelle hineinzulassen. Damit hat die Frau einen besseren Zugang zu Energie.

Was immer der weibliche Organismus an Privilegien hat, gibt er an den Nachwuchs weiter.

Wenn Blutdruck und Blutfette im Körper der Frau vorteilhafter organisiert sind, so ist das immer nur wegen der Fortpflanzung so gemacht. Da ist die Natur gnadenlos. Und ebenso gnadenlos zeigt sich das in den Wechseljahren in Form metabolischer und kardiovaskulärer Probleme. Das Mittel im Portfolio der Medizin, das dagegen kausal hilft, ist einmal mehr das Östrogen in seiner enormen Bandbreite.

Es gibt eine Reihe von Arbeiten, die belegen, dass eine Hormonersatztherapie bei der Frau im Wechsel die Wahrscheinlichkeit auf einen Myokardinfarkt fast um die Hälfte reduziert. Das ist schon gewaltig und meiner Wahrnehmung nach noch nicht so richtig durchgedrungen.

Die Geschlechtshormone schützen das kardiovaskuläre System. Sexualsteroide senken den Cholesterinspiegel, normalisieren den Blutdruck und verbessern Beschwerden bei Brustenge. Östrogen ist dort eine gute Therapie kardiovaskulärer Probleme, wo Östrogenmangel sie auslöst. Es wirkt als Nitropräparat. Es ist wie ein Clofibrat und ein Statin, beides Cholesterin- und Lipidsenker. Und es ist ein Kalzium-Antagonist, der die Ionen-Kanäle reguliert. Mehr kann man von einem Stoff nicht verlangen. Das alles muss vor dem Hintergrund der Geschlechtsunterschiedlichkeit verstanden sein.

Apropos Kalzium-Antagonist und Ionenkanäle

Diese Kanäle sind die großen Wasserschleusen, über die die Zelle elektrische Teilchen bekommt. Elektrizität ist Leben, Ionen sind Lebensspender. Wir erinnern uns an das Meerwasser, in dem das Leben deshalb entstand, weil es voll von Ionen ist. Das ist uns vom Salzwasser geblieben. Nur, damals brauchte es keine Kanäle. Bis zum großen Landgang, nach dem Regulative geschaffen werden mussten, um die Ionenkanäle ordentlich zu etablieren. Ein unglaublich komplizierter Prozess. Die Kanäle sind überall nötig, in jeder Zelle, in jedem Muskel, im Gehirn, im Herzen. Wie wichtig sie sind, ist oft nicht genügend bekannt.

Wie bedeutungsvoll die Ionenkanäle für uns sind, machte uns eine 24-jährige Niederländerin deutlich. Sie ist kurzatmig, zittert am ganzen Körper und verliert das Bewusstsein. Und zwar zu einem extrem ungünstigen Zeitpunkt, nämlich nach dem Orgasmus. Das EKG zeigt den Grund, es ist das sogenannte QT-Intervall. Das QT-Intervall und die Herzfrequenz befinden sich in einer Abhängigkeit. Ist sie für das jeweilige Alter zu hoch, nimmt das Intervall ab. Ist sie zu niedrig, verlängert es sich. Bei der Holländerin verlängerte es sich, weil die Ionenkanäle nicht in Ordnung waren.

Der Zustand der Kanalinhalte, der Elektrolyte, wird bei der Elektrolytbestimmung gemessen. Passiert bei jedem Blutbefund. Das Interessante an dem Wert ist, dass seine Spannweite minimal ist, irgendwo im Millimol-Bereich. Wenn da nur das Geringste durcheinanderkommt, ist das lebensgefährlich.

Die Elektrolyte, die durch die Ionenkanäle gleiten, stehen unter dem Einfluss des Östrogens, das verhindert, dass zu viel Kalzium hereinkommt. Zu viel Kalzium würde den Blutdruck steigern. Östrogen wirkt als Kalzium-Antagonist, deshalb setzt man es gegen hohen Blutdruck ein. Und Östrogen ist auch ein Kalium-Modulator, es gibt nämlich auch Ionenkanäle, durch die ausschließlich Kalium-Ionen fließen. Sie sind bei der Ohnmachtsanfälligkeit post coitum ausschlaggebend.

Die Dame aus den Niederlanden ist übrigens nicht die Einzige, die darunter zu leiden hat. Das Phänomen kommt öfter vor, allerdings präferenziell bei Frauen. Die

Kanäle werden bei ihr differenzierter gesteuert, und wie jeder komplizierte Mechanismus ist er auch anfälliger. Der Grund ist wieder einmal das weibliche Trio. In der Frau wirken drei verschiedene Hormone auf diese Kanäle, beim Mann nur das Testosteron.

Östrogen, Progesteron und die Zyklizität der Hormone wirken der Arteriosklerose entgegen. Sie schützen die Arterien, indem sie ein vermehrtes Wachstum der glatten Gefäßmuskelzellen unterdrücken.

Auch die Veränderungen des Herzens im Alter zeigen sich bei Mann und Frau aufgrund der Ungleichheit der Hormone auf unterschiedliche Art. Nehmen wir nur die Fibrose, die Verdickung des Herzens. Bei der Frau verläuft sie gleichmäßig, beim Mann einseitig. Vor allem das Progesteron, das dem Mann fehlt, hat einen guten Einfluss auf das Herz.

Diese herzhaften Unterschiede sind für das Trans-Thema ganz entscheidend, weil man sie berücksichtigen müsste. Man berücksichtigt das alles aber nicht einmal in der herkömmlichen Frauenmedizin, um die Behandlungen zu verbessern, geschweige denn bei TransX.

In dem Zusammenhang soll eine verblüffende Geschichte erzählt werden. Von einem Mann, der bei einer Transplantation das Herz einer Frau bekam. Die Operation verlief erfolgreich, es gab keine Abstoßung. Die OP hatte dem Mann fünf, sechs Lebensjahre geschenkt, dann starb er. Bei der Autopsie stellte man fest: Sein Herz hatte ein Y-Chromosom – obwohl es eigentlich zwei X-Chromosomen haben müsste – wie eben von der Frau.

Das weibliche Spenderherz hat sich dem männlichen Körper angepasst und sich ein Chromosom angeeignet, das gar nicht dorthin gehörte.

Das Herz hätte weiterhin die zwei weiblichen X-Chromosomen haben müssen. Die Erklärung ist erstaunlich: Der männliche Organismus versuchte, das Herz, das nicht seines war, zu unterstützen und es mit den Stammzellen seines Blutes aus seinem Knochenmark zu regenerieren.

Übrigens gibt es sehr viel mehr Frauen als Männer, die ihr Herz spenden, aber viel weniger Frauen als Männer, die eines brauchen.

Nicht minder bemerkenswert sind Statistiken aus der Kardiologie. Arbeiten dort im Team mehr Ärztinnen, dann ist die Mortalitätsrate bei Herzinfarkten geringer als in einer vorwiegend männlichen Mannschaft.

Geschlechtsunterschiede in der Medikation

Der weibliche Körper kann Medikamente oft nicht so schnell eliminieren wie der Mann, weil er mit den eigenen Hormonen beschäftigt ist. Das erklärt, simpel gesagt, den großen Unterschied in der medikamentösen Therapie. Dazu kommt, dass zum Beispiel bei Theophyllin, einem Mittel gegen Atemnot, die Halbwertszeit bei der Frau kürzer ist. Das heißt, sie würde mehr davon brauchen. Bei Kalzium-Antagonisten genügen ihr geringere Dosen. Sie braucht bei zu hohem Blutdruck und Herzproblemen weniger Betablocker, weniger sogenannte ACE-Hemmer und weniger Angiotensin-Rezeptor-Blockierer – um sie beim Namen zu nennen.

Ein Stoff tänzelt da aus der Reihe, das Dihydrotestosteron. Es entsteht durch die Umwandlung von Testosteron und ist ganz allein Sache des Mannes. Bei Frauen kommt es nicht vor. Was für ein Glück, denn es ist schuld an drei Dingen, die der Mann herzlich gern abgeben würde: Es verursacht die Glatze des Mannes, es vergrößert seine Prostata und neuerdings weiß man auch, dass es dem Herzen schadet.

Ein Mittel dagegen ist Finasterid, das man bei Prostatavergrößerung einsetzt und das gleichzeitig dem Herzen guttut.

> *Die Holistik zeigt, wie schwierig es wäre, den Unterschied zwischen Mann und Frau zu nivellieren.*

Beim Herzinfarkt, dem dramatischsten Ereignis in unserem Herzen, ändern sich dort rapid 9.000 Gene in ihrer Aktivität. 900 in der Leber, 350 in der Milz. Die Organe, Abläufe und Vorgänge im menschlichen Körper sind so vernetzt, dass noch 24 Stunden nach dem Infarkt das Genom in unserem Körper völlig durcheinander ist. Durch die Genomanalytik kann man das jetzt erkennen.

FAKTUM 6

Der Krebs

Krebs ist die zweithäufigste Todesursache nach den Herzproblemen. Der Mann erkrankt generell doppelt so häufig daran wie die Frau, die dazu noch eine längere Überlebenszeit hat. Auch das hängt mit der Reproduktion zusammen. Sie begünstigt allerdings drei Karzinome, an denen die Frau wiederum mehr leidet als der Mann.

Die maligne Hitliste beim Mann ist betrüblich. Leberkrebs, beim Mann dreimal häufiger als bei der Frau. Nierenkrebs, beim Mann dreimal öfter. Blasenkrebs, beim Mann mal vier. Speiseröhrenkrebs, beim Mann fünfmal so oft. Rachenkrebs, beim Mann das Fünffache. Bei allen Krebsarten abgesehen von dreien ist der Mann schlechter dran. Und da sind die geschlechtsspezifischen Karzinome bei Brust und Prostata nicht mitgerechnet.

Dagegen sind das Meningeom, der Schilddrüsen- und Lungenkrebs die Domäne der Frau.

Die Meningeome, weil das Progesteron der Frau, wie wir bereits wissen, die Myelinscheiden verbessert, und sich der Hirnhauttumor genau in dieser lipidreichen Schicht, die die Neurone umwickelt, bildet. Die Schilddrüse ist gefährdeter, weil mit ihr bei der Frau viel stärker gearbeitet wird als beim Mann. Und die Lunge ist ein hormonabhängiges Organ, ihr widmen wir uns im nächsten Kapitel ausführlicher. Die drei Krebsarten, an denen die Frau mehr leidet als der Mann, hängen alle mit der Reproduktion zusammen.

Gene und Hormone

Das Prinzip ist bestechend. Die X-Chromosomen der Frau besitzen onkoprotektive Gene, die sie besser vor Krebs schützen als den Mann. Durch das doppelte X-Chromosom hat die Frau zwei Ausführungen ihrer Gene. Die zweite ist zwar teilweise deaktiviert, aber manche Gene entfesseln sich und werden ebenfalls aktiv, als zweite Schutzbrigade der Frau vor Krebs.

Möglicherweise ist das auch beim Glioblastom der Fall. Das Glioblastom ist generell der häufigste bösartige Tumor und ein wahrer Bombenangriff aufs Gehirn. Dass hier die Hormone weniger eine Rolle spielen, ergibt sich aus Studien, die nicht erkennen lassen, dass die onkologische Faust in der Pubertät und der Menopause in anderer Häufigkeit zuschlägt. Möglicherweise liegt die Ursache für die Geschlechtsunterschiedlichkeit auch in den Geschlechtschromosomen.

Bei manchen männlichen Karzinomen zeigt allerdings das Testosteron seine Muskeln. Insbesondere beim Leberkrebs, bei dem es nicht darauf ankommen muss, ob der Patient Zeit seines Lebens zu tief in zu viele Gläser geschaut hat. Bei Nicht-Alkoholikern kann das Testosteron das Malignom bildlich gesprochen herbeipfeifen. Frauen haben mit dem Prolaktin einen zweiten Schutzschild. Dieses Hormon der Hirnanhangdrüse, das wie LH und FSH auf die Geschlechtsdrüsen einwirkt, hat einen besänftigenden Einfluss auf die Leberzellen.

Gerade bei der Krebsentstehung kommt es auf viele biologische Reaktionsmuster an, die geschlechtsunterschiedlich wirken.

Epigenom und microRNA

Epigenom und microRNA sind wie Mann und Frau, nämlich verschieden. Die epigenetische Prägung verläuft ab der Konzeption – ab Beginn des Lebens in unterschiedlicher Weise. In der Minipubertät wird nachgelegt, und dann noch einmal nach der Geburt. Die Weichen zum Schutz oder Schaden sind für die Gene also geschlechtsspezifisch gestellt. Auf dem Gebiet ist die Wissenschaft mit der Forschung jetzt erst am Anfang. Da wird noch mehr auf uns zukommen, was in der Transgenderbehandlung wichtig sein könnte. Vor allem auch das große Kapitel der microRNA, das uns ja seit der COVID-Impfung ein Begriff ist – allerdings macht der Körper selbst unzählige dieser kleinen RNA-Stücke, und zwar in geschlechtsspezifischer Weise. Versetzen wir uns kurz in den Biologie-Unterricht: Der Erbfaden, die DNA, wird in der RNA abgelesen und aus dieser entsteht das Protein – die RNA als Kopie der DNA bleibt dann funktionslos übrig. Die Evolution verwertet aber alles und schneidet die RNA in kleine Stücke, die dann zu Regulatoren der Proteinbildung werden – kompliziert, aber auch genial und geschlechtsunterschiedlich.

Die Telomere

Frauen haben die besseren Telomere – das weiß die berühmte Liz Parrish, die mit angeblich verjüngenden Selbstversuchen bekannt geworden ist. Das Geheimnis der Telomere ist ihre Fähigkeit zur Restitution. Telomere sind die Kappen an den Enden der Chromosomen, je länger diese Telomere sind, desto besser ist es. Bei jeder Zellteilung werden diese Enden gekappt. Das Genom bleibt unverändert. Aber nach zu vielen Kürzungen, bei denen die Kappen nicht mehr wiederhergestellt werden, ist das Chromosom irgendwann nicht mehr stabil. Es kann brechen und Krebs entstehen. Damit das nicht passiert, wird die Zelle in die Apoptose geführt. Programmierter Zelltod. Es ist, als würde ihr die Pistole zum Selbstmord auf den Tisch gelegt.

Sie kennen die Telomere vielleicht aus dem Anti-Aging, dort versucht man ja alles, damit sie die Kappen aufbehalten. Stichwort Epigallocatechingallat, EGCG, der Stoff, der den grünen Tee so besonders macht. Hält man die Telomere allerdings zu lange am Leben, verhindert man damit den nötigen Zelltod und öffnet dem Krebs die Tür.

Da die Frau von Natur aus mehr und längere Telomere mit größeren Kappen hat als der Mann, ist sie auch hier weniger gefährdet. Männer sind den DNA-destabilisierenden Ereignissen möglicherweise mehr ausgesetzt.

Immunologie und Inflammation

Frauen, da brauchen wir nicht herumzureden, sind Entzündungen wegen des antiinflammatorischen Östrogens weniger ausgesetzt als Männer. Der Mann ist auf dem Gebiet eindeutig benachteiligt.

Entzündungen sind ein Teil der Wundheilung. Beim Mann wird sie durch das Testosteron angeregt, bei der Frau durch das Östrogen beruhigt. Aus der Entwicklungsgeschichte heraus völlig logisch. Die Wunden des Mannes mussten schnell geleckt werden, damit er am nächsten Tag wieder in den Kampf ziehen konnte.

Ausschlaggebend für das rasante Tempo ist die sogenannte Neutrophilen-Lymphozyten-Ratio. Gemeint ist damit das Verhältnis von Neutrophilen, die den größten Teil der weißen Blutkörperchen bilden, und den Lymphozyten, die in der Bekämpfung der Tumorzellen engagiert sind. Bei der Frau ist dieses Verhältnis ausgeglichen, beim Mann pfuscht das Testosteron hinein. Wundheilung ist wichtiger als ein möglicher Krebs. Die treibende Kraft beim Leberkrebs ist der Entzündungsmarker Interleukin-6, der massiv unterdrückt wird vom Östrogen, nicht aber vom Testosteron.

Bei der Schilddrüse ist es anders. Da haut das Testosteron auf den Tisch und unterdrückt das Wachstum, während das Östrogen es anschiebt. Deshalb kommt der Schilddrüsenkrebs bei der Frau häufiger vor.

Leise Entzündungen

Ganz still und leise macht sich die *Silent Inflammation* ans Werk. Sie lässt sich von schlechter Ernährung, zu wenig Bewegung, chronischem Stress und Umweltverschmutzung befeuern. Der Feinstaub macht keinen Unterschied zwischen den Geschlechtern, er belastet Frauen und Männer ganz gleich und löst in manchen Zellen diese stillen Entzündungen aus. Das Östrogen wehrt sich dagegen mit mehr Hormonnachschub im Gewebe und unterdrückt die Entzündung.

Im Wechsel fehlt dem weiblichen Organismus dieses Gegenmittel, die Entzündung breitet sich still aus. Es kann dann sein, dass Frauen mit sechzig, angeregt durch die Entzündungsmoleküle, plötzlich Östrogen in der Brust bilden. Diese lokale Bildung des Hormons ist ein ganz wichtiger Mechanismus bei der Entstehung des hormonabhängigen Mammakarzinoms. Es schleicht sich nicht in, sondern immer nach der Menopause an. Interleukin-6 und andere Entzündungsproteine schießen nach oben und machen der Aromatase und damit dem Enzym, das für die Bildung von Östrogen im Gewebe verantwortlich ist, Feuer unterm Popo.

Der Stoffwechsel

Geschlechtshormone beeinflussen die Darmbakterien. Bei beiden Geschlechtern. Für den Mann ist das eine nicht so gute Nachricht. Denn das Testosteron leitet die Darmbakterien an, Stoffe zu bilden, die das Immunsystem des Mannes unterdrücken.

Bei der Frau werden sie eher angeregt. Das beschert ihr nicht nur ein besseres Immunsystem, zu dem wir noch genauer kommen werden. Es kann auch der Grund sein, dass die Immunabwehr gegen Krebs bei Frauen stärker ist als die im männlichen Körper.

Wenn wir schon beim Darm sind: Das Dickdarmkarzinom kommt bei Frauen auch viel seltener vor als bei Männern. Allerdings ist das rechtsseitige Kolonkarzinom bei ihr wieder viel häufiger und gefährlicher.

Das alles zeigt nur, wie diffizil die Dinge sind. Und dass sich nicht so einfach sagen lässt, man gibt jetzt ein Östrogen und dann wird aus einem Mann eine Frau.

Bei der Transgenderbehandlung müsste man das berücksichtigen. Valide Daten auf diesem Gebiet gibt es noch nicht. Da es keine Langzeitstudien gibt, arbeitet man bei der Therapie oft in einen Nebel hinein, von dem man nicht weiß, ob und wann er sich verziehen wird.

Eine Welt ohne Krebs

Es gibt sie, die Lebewesen, die überhaupt keinen Krebs bekommen. Das interessanteste Exemplar ist der Nacktmull. Er ist, das darf man ohne zu untertreiben sagen, das wahrscheinlich hässlichste Tier der Welt. Und offensichtlich hat sich die Natur zu ausgleichender Gerechtigkeit entschieden und den Nacktmullen ein paar Vorteile eingeräumt, die niemand sonst auf diesem Planeten genießt.

Die Tiere werden zum Beispiel 28 Jahre alt, also zehnmal älter als jede Maus. Auf den Menschen umgelegt wären das coole 700 Jahre. Auf der anderen Seite hat dieses Privileg zur Folge, dass der Nacktmull auch das Tier ist, mit dem weltweit am meisten experimentiert wird. Vor allem im Silicon Valley fordert man Tonnen der hässlichen Nackerpatzln an, um sich von ihnen abzuschauen, wie man unsterblich wird. Neunzig Prozent aller Labor-Nacktmulle sollen an von Google unterstützte Labors geliefert werden.

Sehr aussagekräftig ist auch, was Fledermäuse, Wale und Elefanten zum Thema beizutragen haben. Der Mechanismus, der dahintersteckt, um sie vor Krebserkrankungen zu bewahren, ist offenbar die geringe Kontaktfreudigkeit unter ihren Zellen. Indem sie kaum einmal aneinanderstoßen, vermehren sie sich auch nicht. Für die Wundheilung ist das natürlich schlechter.

Bei den höheren Säugetieren hat sich die Evolution dann überlegt, dass das so nicht weitergehen kann. Ohne schnelle Wundheilung geht gar nichts, also bleibt nichts anderes übrig, als die Kontaktinhibierung der Zellen zu reduzieren. Wenn sie sich treffen, sollen sie sich vermehren und gefälligst alle Wunden heilen, selbst auf die große Gefahr hin, dass dabei mitunter Krebs entsteht.

Die Ursache für das lange Leben des Nacktmulls sind zwei Moleküle. Das B16- und das B27-Protein schützen ihn vor Krebs. Bei den Elefanten ist es vor allem das LIF6, das *Leukemia Inhibitory Factor*-Protein, man nennt es auch das Zombie-Gen. Es ist ein Pseudogen, also ein Genabschnitt, der aus der Viruszeit kommt, und von dem man nicht genau weiß, warum er noch mitgeschleppt wird. Dieses Pseudogen macht ein Loch in die Mitochondrien der Krebszellen und tötet sie damit. Die Krebszelle stirbt ab. Die Forschung versucht das natürlich nachzuahmen, zum Beispiel mit einem Stoff namens Dichloracetat, der die Mitochondrien ebenfalls durchlöchern kann. Man versucht das in klinischen Studien bei Glioblastomen einzusetzen.

So weit von der krebslosen Welt angesiedelt ist der Mensch eigentlich gar nicht. Er trägt diesen paradiesischen Zustand sogar in sich. Denn es gibt tatsächlich ein Organ, das kaum Krebs bekommt. Und das ist unser Herz.

Es passiert beim ersten Schrei, den wir tun, gleich nach der Geburt. Dabei saugen wir massiv Sauerstoff ins Herz. Das Herz ist das Organ, das am meisten im Körper zu leisten hat und daher noch mehr Defekte haben könnte als jedes andere. Sauerstoff ist da ganz und gar nicht ungefährlich. Als gewaltiges freies Radikal ist er ein Energieräuber par excellence. Bei einem Organ, das so ununterbrochen arbeitet wie das Herz, könnte es deshalb umgehend zu Chromosomenbrüchen kommen. Und dann gäbe es nur mehr Krebs.

In dem Augenblick, in dem das erste Sauerstoffmolekül als freies Radikal beim ersten Schrei das Herz betritt, kommt es deshalb zu einer extremen Umschaltung. Die Kontaktinhibierung im Herzen wird wieder angeknipst. Unser Herz bleibt vor Krebs gefeit. An Herzkrebs ist noch kaum ein Mensch gestorben. Andererseits kann es nach einem Defekt auch nicht schnell geheilt werden. Nach einem Herzinfarkt entstehen Schwielen, regenerieren kann das Herz sich nur mehr schlecht. Und das ist das große Problem nach einem Herzinfarkt – aufgrund der fehlenden Regeneration bleibt der Gewebsschaden bestehen.

FAKTUM 7

Die Lunge

Der Unterschied zwischen weiblicher und männlicher Lunge zeigt sich bei jedem Atemzug. Denn der weibliche Organismus gehorcht dem Naturgesetz: alles für das Kind. Östrogen sorgt deshalb dafür, dass die Lunge der Frau besser arbeitet als die des Mannes. Allerdings macht sie das auch anfälliger für Krebs und Asthma.

Wussten Sie...

... wer der erste Mensch war, der festhielt, dass die weibliche Lunge anderes aufgebaut ist als die männliche? Doch, Sie kennen ihn, bloß wahrscheinlich aus einem anderen Grund: Das amerikanische Magazin *Time* reihte ihn 1999 unter die hundert einflussreichsten Menschen des 20. Jahrhunderts. Eine Fotografie, die der kubanische Fotograf Alberto Korda von ihm machte, wurde zur Ikone und gilt als berühmtestes fotografisches Abbild eines Menschen. Korda betitelte sie mit Guerrillero Heroico, schließlich war der Abgelichtete ein großer Guerillaführer, Revolutionär und Autor. Von 1956 bis 1959 stand er als Comandante in der vordersten Reihe der kubanischen Rebellen, als deren wichtigste Symbolfigur neben Fidel Castro er bis heute gilt.

Jetzt denken Sie: Was? Che Guevara? Was hat der denn mit der medizinischen Betrachtung des Frauenkörpers zu tun?

Doch, genau der war es.

Der kämpferische Marxist war gelernter Lungenfacharzt und konstatierte in seinem Brotberuf schon damals, in den 1950er-Jahren, was heute Stand der Wissenschaft ist: Frauen brauchen, um ein Kind austragen zu können, andere Lungenfunktionen, wofür die Evolution gesorgt hat.

Was Guevara wohl dazu sagen würde, dass wir heute eine ernsthafte Diskussion über die Vereinheitlichung und quasi die Abschaffung der Geschlechter per Gesetz führen? Wie er wohl reagieren würde?

Der Geschlechterunterschied in der Lunge beginnt schon in der Schwangerschaft. Und zwar mit einem Botenstoff namens Aktivin, der später die Hormone des Eierstocks und den weiblichen Zyklus steuert. Obwohl es auch im männlichen Organismus vorkommt, ist es ein Hormon, das für das Frausein mitverantwortlich ist. Auf sein Konto geht nämlich der »Branching-Effekt«, der schon im Mutterbauch dafür sorgt, dass sich ein Organ in viele kleine Äste teilt. Aktivin stimuliert diese Teilung. Es ist also ein weibliches Organ, das sich da schon von der Mutter ausgehend in dieser Diversifizierung entwickelt.

Obwohl die weibliche Lunge kleiner ist als die männliche, arbeitet sie um Wesentliches besser, und das liegt an einer Substanz namens Surfactant. Dabei handelt es sich um eine Schutzschicht aus Fett, die die Lungenbläschen auskleidet und es ihnen ermöglicht, sich an die Atmung anzupassen.

Auch hier ist die Absicht klar: die Versorgung des Embryos. Weil das Kind Sauerstoff braucht, nimmt der Kohlendioxidgehalt des Blutes in der Schwangerschaft ab, die Sauerstoffkonzentration dagegen steigt.

Interessant dabei ist, dass der weibliche Körper gar nicht darauf wartet, ob vielleicht eine Schwangerschaft ins Haus steht. In vorauseilendem Gehorsam setzt er diese Prozesse gleich einmal automatisch in Gang, sofort nach dem Eisprung. Das Hormon mit dem vorausschauenden Blick ist das Progesteron. Naja, denkt es, könnte ja sein, dass es gefunkt hat, los Leute, stellen wir die Lungenfunktion um. Und prompt wird der Sauerstoffgehalt optimiert, damit der CO_2-Gehalt besser abgefangen werden kann. Grandios, nicht?

Jedes Luftholen erinnert an den Unterschied zwischen Mann und Frau, weil die Geschlechtshormone für die Sauerstoffsättigung im Blut mitverantwortlich sind.

Über die Mitochondrien kann sich jedes Organ und jede Zelle, die Kraft des Sauerstoffs aus dem Blut nehmen. Das funktioniert auch im männlichen Körper, allerdings nicht so perfekt. Fehlen die Geschlechtshormone, etwa bei endokrinen Störungen oder in der Menopause, nehmen Atmungsprobleme zu. Die Luftzüge werden seichter, manchmal setzt die Atemfrequenz kurzfristig sogar aus.

Was sich die Natur in den Kehlkopf gesetzt hat

Bevor die Luft in der Lunge ist, hat sie schon eine kleine Reise durch den Körper hinter sich. Und der Weg von draußen nach innen ist gar nicht so ohne. Gleich zu Beginn lauern mit Mund und vor allem Nase Engstellen, da braucht man auf dem restlichen Weg nicht noch mehr davon. Um nicht auch noch im Kehlkopf aufgehalten zu werden, hat die Natur dort Platz geschaffen. Die Frau hat eine andere Kehlkopfmuskulatur-Aktivität als der Mann.

Der Kehlkopf der Frau ist immer in Bereitschaft. Da wird nicht abgewechselt zwischen Einatmen, Relaxen bis zum nächsten Atemzug, und wieder Einatmen. So macht es der Mann. Der weibliche Kehlkopf entspannt sich nicht, er ist immer in Warteposition, stets in Bereitschaft.

Das erklärt auch, warum der Kehlkopf des Mannes in schlechterer Kondition ist und leichter kollabiert. Und das wiederum erklärt, warum Männer mehr schnarchen als Frauen. Im Wechsel leiden sie dann nicht nur an ihren eigenen Schlafstörungen, sondern auch daran, dass sie nach einem Aufwachen nicht mehr einschlafen können – auch durch das Schnarchen des Mannes.

Tja, so ist er, der Kehlkopf des Mannes. Die Natur in ihrer Ausrichtung auf die Erhaltung des Lebens kennt da keine Gnade. Das Progesteron motiviert das sogenannte genioglossale Muskelpaket bei der Frau. Beim Mann ist es weniger kräftig. Im Zusammenhang mit Alkohol, der die ohnehin schon schwache Muskelpartie komplett lahmlegt, kann so eine Nacht dann sehr lang werden.

Progesteron schützt Frauen vorm Schnarchen.

Selbst Alkohol ist kaum in der Lage, Frauen einen Schnarcher zu entlocken, insbesondere in der zweiten Zyklusphase, wenn der Körper noch grübelt, ob sie vielleicht schwanger sein könnte. Das Progesteron ist bereits freigesetzt und hat veranlasst, dass die glossale Erschlaffung nicht stattfindet und der Kehlkopf in Warteposition bleibt für die nächste Ladung Atemluft. Die Nacht verläuft völlig geräuschlos.

Übrigens hängt das männliche Schnarchen auch vom Geschlechtshormon ab. Das Testosteron beherrscht den Trick des Progesterons ebenfalls, allerdings amateurhafter. Bei allem, was es sonst noch zu tun hat, ist die Sägerei eines seiner geringeren Probleme. Trotzdem ist das Schnarchen in nüchternen Nächten ein wichtiger Hinweis, den Testosteronspiegel checken zu lassen. Ohne das eine oder andere Bier oder ein paar Achtel Wein ist Schnarchen ein recht verlässliches Indiz für einen Mangel an Testosteron.

Um keine nächtlichen Sägewerker vor den Kopf zu stoßen, sei dazugesagt, dass es auch gute Gründe für laute Nächte gibt. Schlechte Atemluft zu Beispiel. Der wenige Sauerstoff bringt den Körper so in Stress, dass der vermehrt Cortisol bildet, wodurch morgens der Blutdruck ansteigt. Das Gleiche passiert, wenn in der Nacht mitunter ein Atemzug ausfällt. Auch das belastet das Herz-Kreislauf-System, weil Lungenfunktion und Blutgefäßsystem eng beieinander liegen.

Östrogen in der Lunge

Die weibliche Lunge ist für das Östrogen ausgesprochen dankbar. Doch offenbar wollte sich die Natur nicht ausschließlich auf die eine Östrogen-Quelle aus den Eierstöcken verlassen und hat der Lunge einen eigenen Zugang ermöglicht.

Die weibliche Lunge kann Östrogen herstellen.

Das für die Unabhängigkeit von den Eierstöcken nötige Enzym heißt Aromatase. Beim Brustkrebs weiß man schon lange, dass diese Östrogensynthese im Gewebe mit der Entstehung von Brustkrebs in einem Zusammenhang stehen kann. Hemmt man das Enzym, kann das Krebs verhindern. Beim Mammakarzinom wird das schon erfolgreich eingesetzt. Möglicherweise ist das auch bei der Lunge interessant.

Weil sich bei der geschlechtsreifen Frau Östrogen auch direkt in der Lunge befindet, sind Luftverschmutzung und Rauchen besonders gefährlich. Denn durch das Gift oder einen Entzündungsparameter wird die Zellteilung, die das Hormon anregt, gestört, und das gute Östrogen wird bösartig. Die grandiose Eigenschaft der Zellteilung wird pervertiert, und nun ist es der Krebs, der wuchert.

Neunzig Prozent der Lungenkarzinome sind dem Nikotin geschuldet und daher vermeidbar. Die restlichen zehn Prozent aller Bronchus-Karzinome betreffen vorwiegend weibliche Patientinnen, sie sind die zweithäufigste Todesursache der Frau.

Deshalb ist der Lungenkrebs bei Nichtraucherinnen um vieles häufiger als bei Männern. Die Überlebensrate beträgt fünf Jahre, ein Viertel aller Frauen, die an Krebs sterben, leiden an einem Lungenkarzinom. Raucht eine Frau, ist die Wahrscheinlichkeit, an Lungenkrebs zu erkranken, höher als beim Mann.

Hat eine Frau mehr als fünf Jahrzehnte mit Nikotin verbracht, erhöht das ihr Lungenkrebsrisiko um 32,7 Prozent. Beim Mann sind es 13,8 Prozent.

Für den Genderaspekt ist die Luftverschmutzung eine Gefahr, die vollkommen unterschätzt wird. Der Dreck, den wir einatmen, ist für die weibliche Lunge der Frau schädlicher als für die männliche, für Raucherinnen geradezu katastrophal.

Dass Feinstaub auch in die Plazenta gelangt, ist noch wenig bewusst. Vielleicht ist dieser feine Schmutz in seiner steigenden Aggressivität noch ein weit größeres Problem als die Erderwärmung. In der Plazenta, wo man Spuren davon gefunden hat, verändert er sogar die Minipubertät des Kindes.

Ein Reserveprogramm

Die Lunge ist für das heranreifende Kind von enormer Bedeutung. Ohne Sauerstoff kann es nicht wachsen und stirbt. Deshalb hat die weibliche Lunge ein zusätzliches Sicherheitsnetz eingezogen. Am X-Chromosom, von dem die Frau ja eine Doppelausgabe hat, sitzt das Gen für das sogenannte Gastrin-Releasing-Peptide. Diese Verbindung besteht aus 28 Aminosäuren und ist ein Stammzellen-Stimulator. Es regt die Zellen im Lungengewebe an, eventuelle Schäden sofort zu reparieren und den Gasaustausch zu heben, um die Versorgung des Babys zu gewährleisten.

Das Protein kann das bewirken, was in der Schwangerschaft sonst nur ein vorgestülpter Teil des Gehirns, der Bulbus Olfactorius, zur Geruchswahrnehmung fertigbringt, es kann Zellfunktionen verbessern. Schwächelt die Lunge der Mutter, wird sie quasi aufgepumpt. Die Frau hat mit ihren zwei Exemplaren auf den X-Chromosomen einen Vorteil gegenüber dem Mann, sie kann ihre Lunge erweitern. Mit dem zunehmenden Gift in der Luft, verträgt sich das Reserveprogramm nicht. Dann haut das mit der Vermehrung der Stammzellen nicht mehr so hin.

Um Gift in der Lunge zu eliminieren, fährt ihm das cytochromale P450-Enzym in die Parade. Bedauerlicherweise baut es in dem Aufwaschen auch das ansässige Östrogen mit ab. Das Hormon wird dann möglicherweise nicht mehr gut weiterverarbeitet, sondern ballt sich zu

Metaboliten wie etwa dem 16-Hydroxyestron zusammen. Das ist insofern ungünstig, weil das auch ein aggressives Radikal ist.

Die Zusammenhänge sind komplex und zeigen erst so richtig auf, wohin die Medizin noch forschen müsste, und was alles noch nicht geklärt ist in der Frauenmedizin. Es genügt nicht, einfach nur Medikamente geschlechtsspezifisch einzusetzen.

Dem Ausufern des Östrogens bei Umweltgift in der Lunge könnte vielleicht das Anti-Östrogen Tamoxifen entgegenwirken. In Studien wird gerade überprüft, ob das beim Lungenkarzinom funktioniert. Oder Soja zur Prävention des Mammakarzinoms. Das wird ebenfalls in Studien evaluiert.

Und damit wären wir bei den chronisch obstruktiven Lungenerkrankungen, der dritthäufigsten Todesursache der Frau. Darunter fallen alle Erkrankungen wie COPD, Lungenemphysem, chronische Bronchitis und Asthma, bei denen sich die Lunge zusammenzieht und nicht mehr öffnet. Man nennt das irreversible Einschränkung des Luftstroms. Dass die weibliche Lunge darauf anfälliger ist als die männliche, ist unter Umständen schon in der Gebärmutter festgelegt. Wenn die schwangere Frau raucht oder über den Feinstaub sehr belastet ist, dann hat das Kind ein beträchtliches Risiko auf eine dieser Lungenerkrankungen.

Einen positiven Effekt in dem Zusammenhang kennen wir schon vom Herzen. Herz und Lunge sind ja eng miteinander verbunden. Stress setzt das verengende Acetylcholin frei, das Östrogen dagegen wirkt durch das Stickstoffmonoxid erweiternd. Senkt sich der Östrogenspiegel in der Menopause, fehlt auch die erweiternde Wirkung des Stickstoffmonoxids, und die Lunge bleibt zusammengezogen. So wie beim Herzinfarkt steigt auch die Gefahr auf die chronische Obstruktion der Lunge. Der Fachausdruck dafür ist cholinerge Konstriktion. Ein weiterer Stoff, der für Verengung sorgt, ist das Oxytocin. Es schnürt die Gebärmutter zusammen und ist damit für die Wehen zuständig. In der Lunge erledigt das Oxytocin denselben Job und kann damit Asthma erzeugen.

Der Balanceakt des weiblichen Immunsystems

Um schwanger zu werden, muss die Frau das fremde Gen eines Mannes in sich akzeptieren. Das geht nur, indem sie ihre eigene Abwehr herunterfährt. Normalerweise ist alles, was in den Organismus eindringt, etwas Feindliches. Der Mann, der mit der Frau ein Kind zeugt, ist gleichzeitig auch ein Feind ihres Körpers. Was für eine Situation. Indem der weibliche Körper diesen Feind willkommen heißt, öffnet er gleichzeitig den Bakterien Tür und Tor. Sie haben wegen des heruntergefahrenen Systems quasi freien Eintritt.

Der Körper der Frau hat verschiedene Mechanismen entwickelt, um diese Nachteile auszugleichen. Trotzdem sind offene Flächen wie der Mund oder das Auge immer gefährdet. Auch die Lunge ist ein offener Bereich, und deshalb wird dort Histamin zur besseren Immunabwehr positioniert. Es tötet allerdings nicht nur die Bakterien, es belastet auch die Schleimhaut. Das ist der Mechanismus, der Frauen anfälliger macht für Asthma. Übrigens ebenso wie für rinnende Nasen oder Blasenentzündungen, auch dort überall offene Zugänge.

Das biologische Geschlecht spielt eine entscheidende Rolle bei Asthma. Sexualhormone haben einen großen Einfluss auf die Symptome und den Schweregrad nach der Pubertät.

Frauen neigen grundsätzlich häufiger zu Asthma. In der Pubertät tritt die Krankheit zwar häufiger bei Buben auf als bei Mädchen. Vor der Regel verschlechtert sich Asthma. In beiden Fällen nimmt man an, dass das mit einem Abfall des Progesteron-Spiegels zu tun hat. Der Übergang zur Menopause ist keine gute Zeit für Frauen mit chronisch obstruktiven Lungenerkrankungen. Die Lungenfunktion wird schlechter, was darauf hindeutet, dass Östrogene, die zu der Zeit auch nachlassen, einen gewissen Schutz geboten haben.

FAKTUM 8
Die Blutgerinnung

Frauen haben ein völlig anderes Gerinnungssystem als der Mann. Und damit weit mehr Risiko auf Thrombose und Aneurysma. Schlaganfall ist die vierthäufigste Todesursache bei Frauen, beim Mann steht er an fünfter Stelle. Es scheint, als träfe ihn nicht so schnell der Schlag.

Sie ist die erste Professorin für Gendermedizin und Diversität und wirkt an der Uni in Innsbruck. Für das Europäische Institut für Gleichstellungsfragen ist sie eine von zwölf *Women Inspiring Europe*. Vielleicht kennen Sie Margarethe Hochleitner von den COVID-Diskussionen. Bei einem ihrer Kommentare zum Thema Corona-Impfung wurde man hellhörig. Im Allgemeinen, sagte sie, sei die Impfung gut vertragen worden, aber die wirklich gefährlichen Probleme, die aufgetaucht seien, hätten vor allem Frauen getroffen. Die Rede war von Thrombosen.

Tatsächlich ist das weibliche Blutgerinnungssystem in der Medizin keine Debatte. Man diskutierte endlos, für welches Alter welche Impfstoffe zugelassen werden sollten, ob sie für Mann und Frau gleichermaßen zu empfehlen seien, war keine Frage. Selbst dann, so Hochleitner, als die ersten Thrombose-Fälle bei Frauen auftraten, überlegte niemand, ob vorerst vielleicht nur Männer geimpft werden sollten. Nicht, dass das Hochleitners Empfehlung gewesen wäre, sie hätte sich nur gewünscht, dass man die Unterschiedlichkeit thematisieren würde.

Stattdessen gab es in *Obstetrics & Gynecology* die Veröffentlichung einer Arbeit, die maximal einen Tag Unregelmäßigkeit bei Menstruationsblutungen auswies. Die Quelle dabei waren telefonische Umfragen. *Obstetrics & Gynecology* ist eine wissenschaftliche Fachzeitschrift für Gynäkologie und Geburtshilfe, und dann erkundigt man sich per Telefon, wie es so läuft? Mittlerweile musste die US-amerikanische Arzneimittelbehörde FDA die Nebenwirkungen von Blutungsstörungen nach der Impfung offiziell in die *Side effects*-Liste aufnehmen.

Die Balance zwischen Stop und Go

Eigentlich gibt es sie nicht, *die* weibliche Blutgerinnung. Dazu sind die Anforderungen im Organismus der Frau zu unterschiedlich. Hier die Menstruation, eine überschießende Blutung, für die ein System gebraucht wird, das immense Mengen Blut durchgehen lässt, ohne gleich den Hahn abzudrehen. Dort die Geburt, die es nötig macht, Blutungen rasch zu stoppen, damit die Frau nicht verblutet. Deshalb braucht die Frau ein differenzierteres und stärkeres Gerinnungssystem.

Die Regelblutung hat die Aufgabe, die Gebärmutterschleimhaut, die sich nach dem Eisprung für die Einnistung einer befruchteten Eizelle und damit die Schwangerschaft bereit gemacht hat, abzulösen und aus dem Körper abzutransportieren. Sobald klar ist, dass es diesmal mit der Schwangerschaft nichts wird, ist die Natur fix. Weg mit dem Material, das nicht gebraucht wurde, und auf ein Neues. So ein Vorhaben ist nicht in drei Minuten erledigt. Die Gerinnung muss für Tage gehemmt werden.

Die Abbrucharbeiten leisten die Matrix-Metalloproteinasen, die die Gebärmutterschleimhaut wie Scheren ablösen und zerschneiden. Das Speditionsunternehmen Blut schwappt das ausgediente Gewebe nach draußen. Dazu sind etwa achtzig bis hundert Milliliter Blut vonnöten.

Bei der Geburt ist dann das Gegenteil gefragt. Die Frau verliert eine unglaubliche Menge von einem halben und bis zu einem Liter Blut. Da ist ein Stopmechanismus gefragt.

Die Frau braucht eine Art Yin-Yang-Mechanismus.
Einmal muss das Blut verstärkt fließen,
einmal schnell gestoppt werden können.
Eine Herausforderung für die Natur.

Im Grunde sind die biologischen Aufgaben der Frau mit Gerinnungsproblemen gespickt, sie leidet permanent daran. Während der Menstruation an Hämorrhagie, wie Blutungen im Medizinjargon heißen. Diese dürfen einige Tage dauern – die Blutgerinnung muss postponiert werden, das erledigt die Fibrinolyse. Nach der Geburt wiederum muss die Blutung rasch gestoppt werden – das erledigen die Thrombozyten und die Gerinnung.

Beide Mechanismen bedienen sich des Östrogens, das direkt in die Gerinnungsfaktoren eingreift. Um eine Wunde zu verschließen, sind die Faktoren acht und zwölf notwendig. Nach der Geburt ist das Östrogen in der Lage, diese Faktoren zu verstärken.

Es verwundert nicht, dass der Gerinnungshaushalt ein so anfälliges System ist und den Schlaganfall letztlich zur vierthäufigsten Todesursache bei Frauen macht. Es gibt zwei Arten von Schlaganfällen, den sogenannten ischämischen, der durch Thrombosen verursacht wird, und den hämorrhagischen, dem eine offene Blutung zugrunde liegt.

Die Thrombose

Grundsätzlich passiert bei einer Thrombose das, was wir bei jeder Verletzung beobachten können. Die Blutgerinnungsfaktoren bauen eine Kruste, das Blut wird gestoppt. Die gleichen Blutgerinnungsfaktoren können aber auch plötzlich im Blutgefäß aktiviert werden und dort ein Gerinnsel bilden. Meistens ist dabei das Endothel, die innere Auskleidung des Blutgefäßes, nicht mehr ganz in Ordnung, der Körper glaubt, eine schadhafte Stelle gefunden zu haben und beginnt zu gerinnen, um das Problem zu kitten. Mitunter kittet er bis zum Umfallen.

Der ischämische Schlaganfall ist die schlimmste Art der Thrombose. Ein Blutgefäß wird verstopft, die Region kann nicht mehr mit Blut versorgt werden.

Dieser ischämische Verschluss ist mit 87 Prozent generell der häufigste Schlaganfall. Weil er vor allem ältere Frauen trifft, die noch dazu eine längere Lebenserwartung haben, erscheint die Sterblichkeit bei Frauen höher.

Das Aneurysma

Bei einem Aneurysma bekommt das Röhrensystem ein Loch, die Pipeline platzt, und die Blutung zerstört das umliegende Gewebe. Passiert das im Gehirn, spricht man von einem hämorrhagischen Schlaganfall. Leichte Aneurysmen können überall vorkommen, und sie sind bei Männern häufiger. Bei der Frau ist ein Aneurysma der Bauchschlagader besonders gefährlich. Ihr Risiko ist um horrende 45 Prozent höher als beim Mann, und Risikofaktoren wie Rauchen sind um einiges nachteiliger als bei ihm.

Bei der Frau haben Aneurysma und Knochen einen interessanten Zusammenhang. Mit Beginn der Menopause zieht das absinkende Östrogen dem Knochen Kalzium ab. Er wird quasi entleert. An sich ein üblicher Vorgang, auch schon vor dem Wechsel. Haben Frauen etwas Wichtiges zu erledigen, wie etwa den Eisprung, entnehmen sie dem Knochen nur kurzfristig Kalzium. In der Menopause fällt das Östrogen aber nicht mehr nur ab, es fehlt ganz. Damit wird ununterbrochen Kalzium aus dem Knochen entnommen – es beginnt die Osteoporose.

Was aber tun mit dem entnommenen Kalzium? Ohne den Eisprung und die vielen damit verbundenen biochemischen Reaktionen wird es nicht mehr gebraucht, es kann nicht sinnvoll verwertet werden. Um es irgendwie loszuwerden, baut es der weibliche Organismus in die Blutgefäße ein. Damit bekommen die Gefäßzellen auf einmal das gleiche genetische Outfit wie eine Knochenzelle und ein Material, das leicht bricht. Anders gesagt: Sie verkalken.

Im mittleren Alter ist bei Frauen das erste Ansteigen ischämischer Schlaganfälle zu beobachten. Hat die Bauchschlagader solche Knochenteile schon gebildet, ist die Ruptur der Beginn der Katastrophe. Die große Gefahr für die Frau wird also in der großen Aorta gesprochen. Dass die Frau praktisch verblutet, lässt sich einerseits aus dem Menstruationszyklus heraus verstehen: Auch bei der Monatsblutung reißt das Gewebe. Und andererseits aus der Tatsache, dass die weiblichen Blutgefäße Charakteristika von Knochen annehmen können.

Wenn plötzlich zu viel Kalzium aus dem Knochen entfernt und in die Bauchschlagader eingebaut wird, dann glaubt die Aorta, sie ist ein Knochen und bricht.

Hormontherapien können helfen, sofern man den richtigen Zeitpunkt erwischt. Beginnt man damit erst spät in den Wechseljahren, kann das das Schlaganfallrisiko nämlich noch erhöhen. Ein früher Therapiebeginn gleich nach der Menopause zeigt gute Erfolge.

Eine internationale Fallkontrollstudie ergab die Hauptauslöser für Schlaganfälle bei Frauen weltweit. Am schwersten wiegen Bluthochdruck, abdominale Fettleibigkeit und ungünstige Lipidprofile. Diabetes, Bluthochdruck, Vorhofflimmern, Migräne mit Aura und Depression sind bei Frauen häufiger ausschlaggebend als bei Männern.

So wird heute anerkannt, dass Aspirin, die am häufigsten untersuchte Therapie, Frauen in der Primärprävention des ischämischen Schlaganfalls einen größeren Nutzen bietet als Männern.

Das Ende der Möglichkeiten

In Zusammenhang mit einem Wechsel des Geschlechtes spielt die Blutgerinnung eine besonders heikle Rolle. Sie lässt sich nicht ändern. Dort stößt man an eine biologische Grenze, die sich nicht verschieben, nicht umgehen, nicht umstoßen lässt. Ein Mann, der sich im falschen Körper fühlt, wird nie menstruieren können. Zum Glück, muss man sagen, denn er würde verbluten. Er wird daher aber nie etwas anderes brauchen als das simple männliche Gerinnungssystem.

Letztlich heißt das, dass mit Aussehen und Fühlen bei einer Geschlechtsumwandlung die Möglichkeiten erschöpft sind. Was eine Frau in ihrem biologischen Bauplan darüber hinaus ausmacht, wird einem Mann immer verwehrt sein. Die epigenetischen Marker sind während der Schwangerschaft und mit seiner Geburt gesetzt, sie lassen sich nicht überschreiben. Biochemisch ist die Transformation unfertig. Insbesondere was auch das Gerinnungssystem betrifft.

FAKTUM 9

Die Eierstöcke und das Gehirn

Eierstöcke schützen das Gehirn. Beim Ausfall der Eierstöcke sind Frauen allerdings viel mehr gefährdet. Zwei Drittel aller Alzheimer-Kranken in Amerika sind Frauen. Alzheimer ist die fünfthäufigste Todesursache bei Frauen. Beim Mann steht sie an siebter Stelle.

Es machte allerhand Wind in den britischen Gazetten, als Emma Freud verlauten ließ, dass sie dachte, sie habe Alzheimer. Es sei ihr schlecht gegangen in der Menopause, sagte Sigmund Freuds Ur-Enkelin, sie habe furchtbare Depressionen gehabt und danach die einfachsten Worte nicht mehr herausgebracht. Eine niederschmetternde Entwicklung für eine Journalistin und Kommentatorin in Radio und Fernsehen. Sie zog sich immer mehr zurück und sprach immer weniger, selbst in der Familie. Sie sei immer stiller und immer kleiner geworden, sagte sie, habe es demütigend gefunden, dass sie keine Ahnung hatte, wie Worte aus ihrem eigenen Mund kommen sollten. Und alles, was sie ihr ganzes Leben lang getan habe, war genau das: Worte aus ihrem eigenen Mund in die Öffentlichkeit zu schicken, das sei ihr Job.

Bei Emma Freud ist die Sache noch gut ausgegangen, sofern man ein derart nachlassendes Gedächtnis samt Wortfindungsstörungen gut nennen konnte, nur weil es kein Alzheimer war, sondern bloß die Menopause. Ms. Freuds Beschwerden sind kein Einzelfall, das können die meisten Frauen in den Wechseljahren bestätigen. Und bei vielen schaut die Sache auch weniger gut aus. Zwei Drittel aller Alzheimer-Patienten in den USA sind Frauen, wobei auch die längere Lebenserwartung eine Rolle spielt.

Frauen werden älter als Männer, schon dadurch ist Alzheimer bei ihnen häufiger.

Was für ein Paradoxon

An sich haben Frauen ein wesentlich besseres Gedächtnis als Männer. Das kleine Seepferdchen im Hirn, der Hippocampus, der dafür zuständig ist, wird durch Östrogen aufgebaut, das dem Mann in dem Ausmaß nicht zur Verfügung steht. Mit dem Progesteron kann sie die Nerven regenerieren. Sie erinnern sich an die schnellere Erholungszeit bei Schädel-Hirn-Traumata in der zweiten Zyklushälfte. Überhaupt kann sie Nerven neu bilden, Stichwort Geruchssinn in der Schwangerschaft. Und trotzdem sind zwei Drittel der Alzheimer-Kranken Frauen. Wie passt das zusammen?

Die Antwort ist evolutionär: Das Erinnerungsvermögen hängt offenbar mit der Dauer der Fortpflanzungsfähigkeit zusammen.

Während sich Männer bis ins hohe Alter vermehren können, wie dieser Tage der Designer Roberto Cavalli mit der Nachricht bewies, dass er mit 82 noch einmal Vater werden würde, müssen Frauen hoffen, dass ihre geistigen Fähigkeiten nicht flöten gehen. Die ersten, die alles fallen lassen, sind die beiden im Wechsel ansteigenden Fortpflanzungshormone des Gehirns, LH und FSH. Sie sind für die Alzheimer-Gefahr mitverantwortlich. Aber nicht nur das. Ihr Pensionsantritt initiiert neben dem Wechsel in eine andere Lebensphase gleichzeitig auch das Signal, sich der Sterblichkeit bewusst zu werden.

Zu dem Zeitpunkt, an dem die Reproduktion nicht mehr notwendig ist, läuten die Hormone den Beginn des Alterns und damit das Ende des irdischen Daseins ein.

Es mag ein bisschen zu unwiderruflich klingen, und natürlich weiß man, dass die Menopause bei der aktuellen weiblichen Lebenserwartung von 84 Jahren noch kein Abschiedswinken ist. Im Gegenteil, viele Frauen starten gerade dann oft so richtig durch und genießen das Leben, in welcher Form auch immer. Trotzdem soll man es deutlich benennen, sozusagen aus dem Blickwinkel der Evolution.

Der zentrale Schalter des Alterns

Kontinuierliches Altern ist offenbar kein Konzept der Natur, zumindest nicht, was den weiblichen Körper angeht. Ein langsames Nachlassen wie in der Technik gibt es nicht. Ein Auto, das 200.000 Kilometer fährt, ist kein jugendlicher Flitzer mehr. Hier wird der Vergaser kaputt, dort der Auspuff. Das meiste lässt sich reparieren, aber irgendwann fahren wir eine alte Schüssel. Im Gegensatz dazu bewegt die Natur nur einen Schalter, und der entscheidende Schritt, der den Alterungsprozess in Gang setzt, ist getan. Dieser Schalter sitzt im Kopf, gleich hinter der Stirn, im Hypothalamus, wie eine Studie an Mäusen zeigte.

Es ist der nukleare Transkriptionsfaktor Kappa B, der praktisch eine Silent Inflammation im Kopf auslöst, die den Alterungsprozess dann weitertreibt. Mit dem Moment, da der Schalter umgelegt wird, beginnen die Reproduktionshormone LH und FSH zu steigen und nicht mehr ordentlich zu arbeiten.

Beim Mann ist es ähnlich, aber nicht so schlagartig. Der Grund, warum seine reproduktive Phase länger ist, liegt an seinem simpleren Hormonsystem und an der Körpertemperatur. Bei der Frau ruhen die Eizellen im warmen Inneren des Körpers, der die Wärme für die Aktivitäten der Fortpflanzung braucht. Die Samenzellen des Mannes befinden sich draußen im Hoden und damit sozusagen im Kühlschrank. Wärme beschleunigt den Alterungsprozess, Kälte verlangsamt ihn.

Männer und Frauen altern unterschiedlich.
Sie in Stufen, eher früher – er eher später.

Dass die Order zur Einstellung der Reproduktion aus der Kommandozentrale im Gehirn bei Frauen viel öfter Alzheimer hervorruft, ist bei all ihren Privilegien völlig unlogisch. Das gewaltige Erbe von Östrogen und Progesteron und die Vorteile von Stickstoffmonoxid für Lunge und Herz bewirken zwar letztlich, dass Frauen unterm Strich länger leben. Aber die Neurodegeneration hebeln sie nicht aus. Da ist die Natur leider unbarmherzig. Wenn die Eierstöcke nicht mehr arbeiten, bekommt das Gehirn jetzt auch nicht mehr so viel Energie. Auch wenn es das Organ mit dem größten Energiebedarf ist. Brutal, nicht?

Schlüsselrollen bei Alzheimer

Der Unterschied zwischen Demenz und Alzheimer liegt im Grunde in der anatomischen Zuordnung. Bei Alzheimer lässt sich genau lokalisieren, wo die Erkrankung passiert, während Demenz ein bloßes Nachlassen der Merkfähigkeit im schrumpfenden Hippocampus ist. An sich sind die beiden ein Duo, allerdings gibt es Demenz auch ohne Alzheimer, aber keinen Alzheimer ohne Demenz.

Die ausschlaggebenden anatomischen Veränderungen für Alzheimer sind eine Zweierbande, bestehend aus Beta-Amyloid und Tau-Protein, die Nervenzellen zerstört, vor allem im Hippocampus und im Kortex. Dadurch entstehen sogenannte Beta-Amyloid-Proteine, die verklumpen und unauflösliche Ablagerungen zwischen den Nervenzellen bilden, die sogenannten ß-Amyloid-Plaques, auch Alzheimer-Plaque genannt.

Eine Studie an Mäusen, die es ins renommierte Wissenschaftsmagazin *Nature* geschafft hat, beschreibt es so, dass diese Merkmale durch die Hochregulierung des Transkriptionsfaktors C/EBPβ und des Enzyms Arginin-Endopeptidase auftreten, das wiederum die Amyloid-Vorläuferproteine, kurz APP, spaltet, um β-Amyloid-Plaques zu produzieren, und auch TAU zerkleinert, um neurofibrilläre Verwicklungen herzustellen. Nur für den Fall, dass es jemand ganz genau wissen will.

Im Grunde genügt zu wissen: LH stimuliert APP.
APP spielt eine zentrale Rolle bei der Synapsenbildung
und bei der neuronalen Plastizität.

Die Richtung der Wissenschaft ist damit klar. Die Frage ist, ob diese Endopeptidase irgendwie gehemmt werden könnte. Ebenso wie die sogenannte Ubiquitin-Peptidase am X-Chromosom, ein weiterer Grund, warum sich Frauen vermehrt mit Alzheimer herumschlagen müssen. Auch dort setzt die Forschung an. Die Peptidase verursacht die Tau-Proteine und die Plaques. Gelingt es, sie auszuschalten, kann Alzheimer beim weiblichen Geschlecht gemindert oder vielleicht ganz verhindert werden.

Interessant in Zusammenhang mit TransX-Behandlungen ist das Apolipoprotein E4, ein noch größerer Risikofaktor für die Spätform von Alzheimer bei Frauen. Mit männlichen Hormonen scheint sich bereits einiges dagegen unternehmen zu lassen. Das müsste bei einer TransX-Behandlung mit ins Kalkül gezogen werden.

Zerebraler Diabetes

Das Gehirn ist ein Energiepaket und lebt von Zucker. Altern hängt deshalb nicht zuletzt auch damit zusammen, dass der Glukosestoffwechsel im Gehirn abnimmt. Und von dort ist es nicht mehr weit bis Diabetes drei, der nicht allzu bekannt ist. Diabetes eins ist die genetische Variante, Diabetes zwei der Alterszucker und Diabetes drei der gestörte Kohlenhydrat-Stoffwechsel im Gehirn. Ist er durcheinander, dann war's das mit der Energie im Hirn.

Leider ist es die Frau, die hier die schlechteren Karten hat. Die Chance auf Diabetes drei ist bei ihr deshalb stärker, weil das Östrogen dafür verantwortlich ist, dass die Insulinresistenz sinkt und sich die Insulinsensibilität erhöht. Ohne Östrogen im Wechsel ist der Weg frei für Diabetes drei.

Es gibt Versuche, Insulin intranasal zu spritzen, um den Alterungsprozess des Gehirns aufzuhalten. Eine Studie ergab, dass Diabetes drei mit Östrogen gemildert werden kann.

FAKTUM 10

Das Immunsystem

Frauen haben ein besseres Immunsystem. Aber manchmal richtet es sich gegen sie. Fünf bis acht Prozent der westlichen Bevölkerung haben eine Autoimmunerkrankung, mehr als achtzig Prozent davon sind Frauen.

Eigentlich genügt ein simples Experiment. Öffnen Sie die Tür zu einer Schilddrüsenambulanz und werfen Sie einen kurzen Blick hinein. Sie werden das Gefühl haben, sich auf die Gynäkologie verirrt zu haben.

Autoimmunerkrankungen sind weiblich. Morbus Hashimoto, das Sjögren-Syndrom, Morbus Addison, systemische Sklerose, Lupus Erythematodes, biliäre Zirrhose. Alles entweder exklusiv bei der Frau oder zumindest viel, viel häufiger als beim Mann, wir werden am Ende des Kapitels noch darauf eingehen.

Zuerst machen wir einmal mehr einen Kniefall vor dem Eisprung und vor der Menstruation. Beide Mechanismen sind enorm immunologische Prozesse, das Eibläschen platzt ja nicht wie ein Ballon, in den man bloß zu viel Luft hineinpumpt. Genauso die Menstruation, ein hoch immunologischer Vorgang. Und wir wissen relativ genau, was für die beiden Systeme verantwortlich ist.

Ovulation, Menstruation, selbst der Wehenbeginn, sind Reaktionen, die inflammatorischen Vorgängen ähneln. Durch den Hormonabfall wird für kurze Zeit die immunsuppressive Wirkung aufgehoben und über inflammationsähnliche zelluläre Reaktionen die reproduktiven Vorgänge der Ovulation, der Menstruation und der Wehenindicktion unterstützt.

Etwas plastischer ausgedrückt: An sich ist das Östrogen immunsuppressiv, es unterdrückt das körpereigene Abwehrsystem. Vor dem Eisprung aber sinkt der Pegel, und die Entzündung, die das Hormon üblicherweise verhindert, kann beginnen. Dieser Entzündungsprozess ist ausschlaggebend dafür, dass das Eibläschen platzt. Genauso vor der Menstruation. Das Östrogen und in dem Fall auch das Progesteron sinken, ein Entzündungsprozess setzt ein und mit ihm die Menstruation.

Bei Ovulation und Menstruation reagiert das Immunsystem wie bei einem Infekt.

Manchmal allerdings bleibt der Hormonspiegel auf seinem Tiefstand. Das Insistieren der Autoimmunreaktion hält an, genauso wie es nach einer Infektion passieren kann. Das Immunsystem feuert, die Infektion ist bekämpft, aber die Autoimmunreaktion bleibt trotzdem bestehen. Die Folge ist eine Autoimmunerkrankung. Das ist der eine Grund, warum Frauen eher dazu neigen als Männer.

Immunreaktionen des weiblichen Körpers sind geschlechtsspezifisch mit Fortpflanzung und Schwangerschaft assoziiert.

Hier also vermehrte Abwehr wie bei der Ovulation, der Menstruation, den Entzündungsprozessen. Dort die toleranten Schlichterzellen. Im Körper des Mannes gibt es das auch, aber lange nicht in diesem Ausmaß.

Die zweite Ursache ist die Schwangerschaft, sie ist als ein einziger Immunprozess angelegt und wird von einer ganzen Reihe Immunfaktoren gesteuert. Die Immunproteine sind dabei nicht wie sonst dazu da, Feinde abzuwehren, sondern die Organbildung zu ermöglichen. Denken wir nur kurz an unsere Schwimmhäute zwischen den Fingern am Beginn unseres Lebens: Sie werden von den Immunzellen praktisch abgeschnitten.

Der Blasensprung vor der Geburt ist auch nichts anderes als so ein Aufschneiden, es ist eine Art Entzündung der Fruchtblase.

Die Immunprozesse bestehen aber nicht nur aus Eliminieren, es geht auch um Toleranz. Die Toleranten im Immunhaushalt sind spezifische T-Zellen. Sie sind die Schlichter im System. Sie erkennen eine Konfliktsituation und versuchen zu kalmieren.

Hey, da kommt ein fremdes Gen, aber wir werden mit dem nicht streiten, Leute, nur weil es vom Mann ist, wir werden es empfangen und akzeptieren.

Als Schlichtungsassistenten geben die T_{Reg}-Zellen hemmende Immunfaktoren wie etwa das Interleukin-10 ab. Das hindert andere Abwehrzellen daran, körpereigenes Gewebe anzugreifen. Durch die Anwesenheit der T_{Reg} in der Gebärmutter wird überhaupt erst das Umfeld geschaffen, das andere Immunzellen dazu bringt, das Kind zu tolerieren.

Übrigens gibt es da bei der künstlichen Befruchtung einen entscheidenden Nachteil. Für das Immunsystem der Frau ist es nämlich hilfreich, wenn sie sich auf den Vater des Kindes einstellen kann. Natürlich kann es auch bei einem One-Night-Stand einschlagen, aber im Sinne des weiblichen Immunsystems ist das eigentlich nicht. Ihm wäre es lieber, es könnte sich auf den Mann, dessen Gene demnächst im Mutter-Organismus zu erwarten sind, etwas mehr vorbereiten. Der Sexualkontakt liefert den Startschuss für die Vermehrung der schützenden T_{Reg}-Zellen. Während der Schwangerschaft wächst der T_{Reg}-Pool dann beständig an, angeregt durch kindliches Zellmaterial, das kontinuierlich über die Plazenta in den mütterlichen Organismus gelangt.

Von Gefahren umzingelt

Die Frau ist von Haus aus immunologisch anders als der Mann, weil sie gezwungen ist, sich rundum zu wehren oder zu schützen. Sie muss die fremden Zellen des Mannes tolerieren. Und sie hat in der Schwangerschaft die

Zellen des Kindes in sich. Damit ist ihr Immunsystem in einer ganz anderen Erwartungshaltung.

Der Fötus schützt sich gegen die Immunabwehr der Mutter über eine Oxygenase. Damit wird die Aminosäure Tryptophan zerstört, die für die Abwehr der mütterlichen T-Lymphozyten notwendig ist, die selbst kein Tryptophan herstellen können. Wird die Tryptophansynthese vom Embryo gehemmt, können die T-Zellen ihre Aktivität nicht entfalten. Allein dadurch, dass man eine Aminosäure wegnimmt, wird das Immunsystem der Frau schon verändert. Die Mechanismen bleiben nebenbei gesagt auch dann, wenn Frauen nicht geboren haben.

Um den Eindringlingen in ihrem Organismus nicht völlig ausgeliefert zu sein, lässt das Immunsystem der Frau also so einiges auffahren. Das Progesteron verbessert ihre Antikörperproduktion durch die B-Zellen, die Immunproteine bilden. Das beruhigende Stillhormon Prolaktin schlichtet ähnlich wie die T-Zellen. Und mit dem Interleukin-15 hat sie dazu einen Viruskiller, der keine Gefangenen macht.

Die weibliche Bilanz

Der Preis für die Brillanz des weiblichen Immunsystems ist hoch. Viele Autoimmunerkrankungen hat sie quasi exklusiv. Das Sjögren-Syndrom, das die Speichel- und Tränendrüsen angreift, spielt für den Mann kaum eine Rolle. Das Verhältnis: sieben zu eins für den Mann.

Rheuma kommt bei Frauen fünfmal häufiger vor als beim Mann. Multiple Sklerose trifft Frauen doppelt und dreifach. Lupus Erythematodes, das von Hautveränderungen über Gelenksschmerzen bis zu schweren Organschäden führt, findet sich vor allem bei jüngeren Frauen im gebärfähigen Alter. Die Geschlechtsratio liegt bei einem beachtenswerten Zwölf-zu-eins.

Hilfe kommt möglicherweise aus der Altersforschung.

Die B-Zellen, die sich an Krankheitserreger anpassen können, kommen aus dem Knochenmark. Das stimuliert das Östrogen und Progesteron, aber auch das Testosteron. Der Schutztrupp der T-Zellen dagegen reift auch in der Thymusdrüse heran, die sich in einem kontinuierlichen Alterungsprozess von der Pubertät an zurückbildet. Damit lässt die Beseitigung autoreaktiver T-Zellen, die davor brav ausgemistet wurden, ebenso nach wie die Bildung neuer, guter T-Zellen.

Eine neue Arbeit zeigt, dass man durch eine Kombination vom Wachstumshormon DHEA und Metformin den Thymus und damit die T-Zellen teilweise regenerieren und den Alterungsprozess im Gehirn ein bisschen aufhalten kann.

FÜNFTER TEIL

Der Einfluss der Umwelt

Hätte in den vergangenen rund 300.000 Jahren Menschheitsgeschichte jemand vorgeschlagen, die Geschlechter abzuschaffen, alle anderen hätten entweder Tränen gelacht oder ihn für verrückt erklärt. Hätte er es zu Zeiten der Ägypter, Babylonier oder Sumerer getan, hätten ihm seine Zeitgenossen vermutlich das Bier verboten, das diese Völker bereits brauten.

Heute lacht die Allgemeinbevölkerung nicht mehr über diesen Vorschlag. Sie hat sich daran gewöhnt und müsste außerdem befürchten, für rückständig gehalten und womöglich gecancelt zu werden. Richtig mitziehen will sie aber auch nicht, denn dass sich Geschlechter nicht einfach abschaffen lassen, sagt ihr der Hausverstand.

Dennoch verläuft die Debatte besonders hitzig. Spätestens seit die Biowissenschaftlerin Anne Fausto-Sterling 1993 in ihrer Arbeit *The Five Sexes* die provokante Behauptung aufstellte, es gäbe nicht bloß zwei, sondern fünf Geschlechter. Sie erreichte damit, dass die Wissenschaft das Thema Intersexualität ernster nahm, enttabuisierte und verstärkt beforschte. Sie entzündete aber auch eine Debatte, die betont emotional, unsachlich und polemisch verläuft, und die wie keine andere mit dem Verzerren von Fakten und dem Diskreditieren, ja Inkriminieren abweichender Meinungen einhergeht.

Wer gegen den Gender-Mainstream schwimmt, findet sich unversehens am Pranger der klassischen und der sozialen Medien wieder und verliert Reputation, sozialen Status und Chancen, selbst wenn seine oder ihre Argumente wohlüberlegt und fundiert sind und er oder sie eben noch einen guten Namen in der Wissenschaft, der Politik oder der Kunst hatte.

Ein Beispiel: Im Sommer 2022 stand an der Berliner Humboldt-Universität ein Vortrag der Doktorandin Marie-Luise Vollbrecht an. *Geschlecht ist nicht gleich (Ge)schlecht – Sex, Gender und warum es in der Biologie nur zwei Geschlechter gibt*, lautete der Titel. In letzter Minute sagte die Humboldt-Universität die Veranstaltung ab. Warum?

Der Grund waren Proteste von Studierenden, die der Biologin Queer-Feindlichkeit unterstellten. Vollbrecht hatte zu äußern gewagt, in der Biologie seien Geschlechter mit der Fortpflanzung verknüpft, weil dabei kleine Samenzellen auf größere Eizellen treffen. Männliche Lebewesen produzieren die Samenzellen, weibliche die Eizellen.

Vollbrecht leugnete genauso wenig wie viele andere von der Genderbewegung angegriffene Wissenschaftler die Existenz von Inter- oder Transsexualität, sie hielt lediglich fest, dass die Kategorien »männlich« und »weiblich« eine Art Rahmen bilden, in dem es dann vielfältige Ausprägungen von Geschlechtlichkeit geben kann.

Dennoch griffen zahlreiche Medien Vollbrecht scharf an. Sie reduziere »reichlich unbedarft den Geschlechterbegriff auf die Fortpflanzungsfähigkeit«, hieß es etwa im *Spiegel*. Der Verfasser des Artikels, Philip Bethge, zitierte dabei den renommierten Mediziner Olaf Hiort. »Die typischen Chromosomen-Konstellationen XX oder XY legen weder das äußere Geschlecht noch die geschlechtliche Selbstwahrnehmung eines Menschen eindeutig fest«, hatte der gemeint.

Dem hatte Vollbrecht mit keiner Silbe widersprochen. Dass Hiort ganz genau wie die an den Pranger gestellte junge Wissenschaftlerin die Theorie von dem durch die Geschlechter »männlich« und »weiblich« geprägten Rahmen unterstützt, ließ *Spiegel*-Autor Bethge ebenfalls unter den Tisch fallen. Es scheint, als müssten die Gender-Aktivisten Opfer produzieren, um durch sie füreinander glänzen zu können.

Zu diesem Zweck haben sie ihr eigenes Vokabular geschaffen. »Woke« zum Beispiel, dieser im Grunde überaus positive Begriff bedeutet, politisch wach zu sein und rassistische, sexistische und soziale Diskriminierung abzulehnen. Problematisch an ihm ist, dass ihn die Genderbewegung vereinnahmt hat, um mit ihm zu definieren, wer auf der »richtigen« Seite steht und wer nicht. Wer ihrer Meinung ist, ist »woke«, wer anderer Meinung ist, ist zurückgeblieben.

Um dieser zweiten Gruppe zugeordnet zu werden, reicht es schon, wie Vollbrecht nur ein winziges bisschen von der »woken« Meinung abzuweichen. Wer Zweifel äußert, wer eigene Standpunkte einnimmt, wer hinterfragt, wird zum Paria und muss, wenn er an exponierter Stelle arbeitet, um seine Existenz fürchten.

Womit sich der Gender-Mainstream im Grunde selbst ad absurdum führt. Denn die eigene Meinung als die einzig wahre darzustellen ist immer gefährlich. Wenn die vermeintlichen Gründe dafür sind, Minderheiten zu helfen, die rückständige Gesellschaft zu modernisieren und für das Gute zu kämpfen, wird es noch gefährlicher. Im Grunde diskriminiert hier die Minderheit der Gender-Aktivsten mit dem von ihr aufgebauten medialen Druck die Mehrheit.

Sollten wir nicht auch alle längst verstanden haben, dass andere Meinungen grundsätzlich abzulehnen weder demokratisch ist noch jemals das Gute fördert? Die Welt ist nicht immer nur schwarz oder weiß, sie trägt viele bunte Farben und bloß, weil sich Menschen kritisch zu einer Sache äußern oder legitime Bedenken aufwerfen, heißt das nicht, dass sie ihr gänzlich ablehnend oder gar feindselig gegenüberstehen.

Wie konnte es uns passieren, dass solche Diktatoren, deren Macht nicht von Grund und Boden, Gold, Erdöl oder Wissen kommt, sondern von der Dominanz der Medien, mitten unter uns sind und wir lieber den Mund halten, als aufzufallen? In der Erwartung, dass der Spuk wie einst Vokuhila-Frisuren von selbst wieder verschwindet oder sich einredend, dass es ja in Wirklichkeit um nichts geht?

Es bleibt eines der großen Paradoxa der Genderdebatte, dass sie zwar ohne nennenswertes gesellschaftliches Interesse abläuft, dafür aber umso heftiger. Wie nun ist das möglich? Wieso ist hier eine Minderheit so erfolgreich darin, der Mehrheit ihre Ideen zu diktieren? Wie ist es möglich, dass einige wenige die ganze Gesellschaft inklusive ihrer Kinder in Geiselhaft nehmen? Wie kann im 21. Jahrhundert, in einer Gesellschaft, die wir eben noch für eine offene hielten, ein Thema dermaßen mit Ver- und Geboten für unser Tun, Sprechen und Denken einhergehen? Und wieso verläuft diese Debatte dermaßen aggressiv?

Die Aktivisten, um die es hier geht, kommen politisch zumeist aus dem linken Spektrum, dessen Ideologie als progressiv gilt, was ihnen zugutekommt. Sie können ihre Vorhaben damit als logische nächste Schritte bei der Entwicklung einer modernen Gesellschaft verkaufen. Wer stellt sich da schon gerne quer? Aber ist das wirklich alles? Was trägt noch dazu bei, dass die Genderdebatte mit so fundamentalen Konzepten wie der Abschaffung der Geschlechter entstehen und dermaßen an die Oberfläche des öffentlichen Diskurses treten konnte?

Betrachten wir hierzu eine These näher, die im Gender-Mainstream zwar zweifellos für Wutgeschrei sorgt, die sich aber logisch aus meinen jahrzehntelangen Beobachtungen als Gründer der ersten universitären Transgender-Ambulanz im deutschsprachigen Raum ergibt. Sie läuft darauf hinaus, dass soziobiologische Faktoren, die seit einigen Jahren unbemerkt aber besonders stark auf uns einwirken, die Genderdebatte triggern und verstärken.

Die vergessenen Umwelthormone

In England entdeckten Forschende Vögel, die ungewöhnlich große Sexualzentren besaßen. Dadurch wurden sie, hauptsächlich Männchen, zwar bessere Sänger, doch ihre Lebenserwartung war niedriger. Es war ein bizarres und lange geheimnisvolles Phänomen. Inzwischen gibt es eine Erklärung dafür, die ebenso banal wie verblüffend ist.

Die Vögel ernährten sich teilweise von Schnecken, die sie in Seen, Bächen, aber auch Klärbecken fanden. Die waren mit dem weiblichen Sexualhormon Östrogen vollgepumpt, und zwar aus einem einfachen Grund. Bei vielen Hormonersatz- und Krebstherapien, aber vor allem bei der Anti-Baby-Pille kommen synthetisch hergestellte hormonähnliche Substanzen zum Einsatz. Wer solche Medikamente nimmt, scheidet hormonaktive Stoffe mit dem Urin aus und es gelangt ins Abwasser. So bekamen die Schnecken, die in oder in der Nähe von Kläranlagen lebten, eine Menge Östrogen ab, genau wie die Vögel, die diese Schnecken fraßen. Sie veränderten sich sichtbar und hörbar.

Ein zweiter Blick auf Umweltöstrogene und ihre erstaunliche Wirkung zeigt: In der Nähe von Kläranlagen häuft sich auch das Vorkommen von Zwitterfischen. Männliche sowie weibliche Fische sind vermehrt dem Hormon ausgesetzt, weshalb sich bei Männchen die Geschlechtsorgane zurückbilden können. Das wirkt sich auch auf die Artenvielfalt aus. Denn mangels Männchen leidet die Fortpflanzung.

Das Problem mit den Umweltöstrogenen ist keineswegs auf Vögel, Schnecken und Fische beziehungsweise auf Kläranlagen und das Grundwasser in deren Umgebung begrenzt. So etwa ist belegt, dass hormonell wirksame Substanzen, sogenannte Phthalate, die Bildung des männlichen Sexualhormons Testosteron stören und dadurch zum Beispiel die Spermienqualität mindern. Phthalate, die vor allem als Weichmacher für Kunststoffe zum Einsatz kommen, sind praktisch überall. Die EU hat ihre Verwendung zwar rechtlich beschränkt, aber die betreffenden Regelungen reichen nicht weit genug. Zudem gibt es Hunderte andere hormonell wirksame Stoffe in den Produkten, die wir täglich konsumieren oder verwenden.

Besonders deutlich lässt sich das bei Plastikflaschen zeigen, und zwar anhand des Schneckentests. Schneckenlarven in Plastikflaschen entwickeln sich prächtig zu üppigen Schnecken, in Glasflaschen bleiben sie vergleichsweise kümmerlich. Das liegt an den Östrogenen, die bei der Herstellung der Plastikflaschen zum Einsatz kommen.

In unserer Kleidung, in Kosmetikartikeln, in Autositzen, in Medikamenten, in Geschirrspül- und Waschmitteln und, über die Kläranlagen und das Grundwasser sowie über Kunstdünger und Pestizide im gesamten Nahrungskreislauf befinden sich Xeno-Östrogene.

Wir leben in einer Ära der unmäßigen hormonellen Umweltverschmutzung. Bereits vor Jahrzehnten gab es warnende Stimmen dazu, doch sie wurden nicht gehört und sind inzwischen wieder verstummt. Die Flut an Östrogenen überschwemmt längst unser gesamtes Leben. Höchste Zeit, darüber nachzudenken, was das mit unserer Geschlechteridentität macht und Forschungen in diese Richtung anzustellen. Hier stellen sich viele Fragen:

Was genau machen diese Hormone mit uns?

Wie wirken sie auf unseren Körper?

Wie steuern sie unsere Emotionen?

Wie beeinflussen sie unsere Sexualität und unsere sexuelle Ausrichtung, unsere Fortpflanzungsfähigkeit und unseren Fortpflanzungswillen?

Wie wirken sie auf unsere Neurobiologie und damit auf unsere Selbstwahrnehmung?

Ist die Genderdebatte vielleicht auch deshalb aufgetaucht, weil Hormone, die unser Leben, unser Denken, unser Fühlen und unsere gesamte Körperlichkeit viel stärker als gemeinhin angenommen durchdringen, uns in Form von Umweltöstrogenen von innen heraus verändern?

Und wie wollen wir mit diesen so grundlegend wichtigen Fragen umgehen? Wollen wir sie verbieten und alle, die sie stellen, canceln? Oder wollen wir das Bewusstsein für sie schärfen, sie gemeinsam durchdenken und zu ihrer Klärung Forschungen durchführen?

Hitze macht hitzig

Es gibt einige soziobiologische Aspekte, die bereits gut beforscht sind, und die mitbegründen können, warum die Genderdebatte wie manche andere Debatte auch so aggressiv und immer aggressiver verläuft. Es geht dabei um den Klimawandel, der zeigt, wie sehr die Soziobiologie unser Schicksal bestimmt.

Wir Menschen werden immer aggressiver. Vor allem in den sozialen Medien, aber auch im realen Leben zeigt sich, dass wir zunehmend feindselig miteinander umgehen. Das fängt bei banalen Themen wie dem Straßenverkehr an und ist bei wesentlichen wie der Migrationspolitik oder eben der Genderdebatte umso schlimmer. Doch woher kommt diese neue Aggressivität?

Eine Rolle spielt dabei der Klimawandel. Er macht Diskussionen im wahrsten Sinne des Wortes hitziger. Denn Hitze macht aggressiver.

Im Grunde wissen wir das seit den 1960er-Jahren, als im Rahmen einer Studie zwei Gruppen von Studierenden die Möglichkeit hatten, einander für Fehlleistungen zu bestrafen. Die Strafen fielen damals umso härter aus, je heißer es war. Moderne Studien belegen das Phänomen ebenfalls. Wenn die Temperatur unsere Komfortzone übersteigt, werden wir wütender. Was sich auch schon anhand des Verhaltens von Verkehrsteilnehmern und Verkehrspolizisten dokumentieren ließ. Eine Rolle dabei könnte spielen, dass sich Menschen an warmen Tagen vermehrt bis spätabends im

Freien aufhalten, dabei mehr Alkohol konsumieren und weniger schlafen.

Feinstaub regt auf

Fest steht, dass der meteorologische Klimawandel den Wandel des mitmenschlichen Klimas in den öffentlichen Diskussionen nicht alleine erklären kann. Es gibt allerdings noch mehr soziobiologische Aspekte, die in diesem Zusammenhang Beachtung verdienen. Etwa die Feinstaubbelastung. Sie hat laut einer Studie der *Colorado State University* aus dem Jahr 2019 Einfluss auf die Zahl der begangenen Verbrechen. Um das herauszufinden, stellten die Forschenden eine Verbindung zwischen Kriminalitätsmeldungen des FBI und den Daten zur Luftverschmutzung her.

Es bestätigte sich, was viele bereits vermutet hatten: Mit der Feinstaubbelastung stieg auch die Kriminalitätsrate. So etwa erhöhte sich an einem Tag die Feinstaubbelastung um zehn Mikrogramm je Kubikmeter und die Zahl der gemeldeten Gewaltdelikte um 1,4 Prozent. »Wenn wir einer stärkeren Luftverschmutzung ausgesetzt sind, werden wir geringfügig aggressiver, sodass Auseinandersetzungen, die sonst vielleicht harmlos verlaufen wären, eskalieren«, erklärt Jude Bayham, Co-Autor der Studie.

Handys machen wütend

Zu viel Hitze und zu viel Feinstoffbelastung machen uns also aggressiver. Es gibt noch eine weitere Quelle für zu viel von etwas, und die liegt vermutlich gerade ganz in Ihrer Nähe. Die Rede ist von Ihrem Smartphone.

Seit einigen Jahrzehnten ist dieses Gerät unser ständiger Begleiter, sowohl privat als auch beruflich. Wir lesen und schreiben Nachrichten, informieren uns über die Welt, ordnen unseren Alltag, sehen uns Filme an, spielen Spiele und sind somit fast durchgehend online. Langeweile ist abgeschafft, Kontemplation leisten sich höchstens noch einige Wohlhabende bei speziellen Retreats und wir alle gehen in einer ständigen Flut von Reizen unter.

Reizüberflutung bedeutet, dass unser Gehirn zu viele Neurotransmitter, also Botenstoffe ausschüttet, sodass zu viele Wahrnehmungen beziehungsweise Reize auf einmal auf uns einprasseln und dem Gehirn die Kapazitäten fehlen, sie alle zu verarbeiten. Besonders bei sensiblen Menschen kann das unter anderem zu Konzentrationsschwierigkeiten, Schlafstörungen, Ängsten und eben auch zu Aggressionen führen.

Langzeitfolgen des Liebesentzugs

Neben Hitze, Feinstaub und Reizüberflutung gibt es einen weiteren soziobiologischen Faktor für die zunehmend aggressiv geführten Diskussionen. Auch er ist gut dokumentiert und hat mit der frühen Trennung berufstätiger Mütter von ihren Kindern zu tun.

Ein neu geborener Mensch, ein Homo sapiens, ist ein besonders unreifes Wesen. Während Pferde, Kühe und andere Säugetiere relativ rasch nach der Geburt auf eigenen Beinen stehen, braucht der Mensch dafür ein bis zwei Jahre, manche sogar länger. Wir sind als Neugeborene von unseren Eltern besonders stark abhängig, und das über viele Jahre hinweg.

Hier kommt der sogenannte Hospitalismus ins Spiel, von dem Sie bestimmt schon gehört haben. Er ist die Folge einer Deprivation, also eines körperlichen, emotionalen und sozialen Zustandes der Entbehrung, durch den Entzug sozialer Kontakte.

Menschen brauchen zum Überleben nicht nur Nahrung, sondern auch Bezugspersonen, die ihre emotionalen Bedürfnisse befriedigen. Säuglinge brauchen sie umso mehr. Fehlen sie ihnen, kann ihr Gehirn nicht ausreichend heranreifen. Menschen mit einem solchen teilweise nicht fertig entwickelten Gehirn neigen dann möglicherweise eher zu Aggressionen.

Wenn dem so ist, was die aktuelle wissenschaftliche Datenlage nahelegt, sprechen wir hier nicht von Einzelfällen. Wir sprechen vielmehr von einem Massenphänomen, das ein steigendes, die ganze Bevölkerung erfassendes Aggressionsverhalten miterklären könnte.

Denn angesichts der aktuellen sozialen und ökonomischen Anforderungen an Mütter und ihre Erwartungen an sich selbst sind Kinder im Schnitt schon im Alter zwischen zwei und drei Jahren von ihrer wichtigsten Bezugsperson getrennt. Hinzu kommt das in den meisten Kindergärten unzulängliche Betreuungsverhältnis. Eine einzige betreuende Person ist für bis zu 15 Kinder zuständig. Hier kann es also zu keiner individuellen und ausreichenden Ersatzbindung kommen.

Zum Wutbürger geboren

Unser soziobiologisches Umfeld, unser Stresslevel, unsere Ernährungsgewohnheiten, unser ganzer Lebensstil, all das beeinflusst unsere Gesundheit. Doch beeinflusst es auch die Gesundheit und die Gene unserer Nachkommen? Übertragen wir die Prägungen, denen wir zwangsläufig ausgesetzt waren oder denen wir uns willkürlich und vielleicht unwissentlich ausgesetzt haben, auf die nächste Generation? Übertragen wir dann als Menschen, die früh von ihren Müttern getrennt und vielleicht ihr Leben lang einer hohen Feinstaubbelastung und einer starren Reizüberflutung ausgesetzt waren, unsere Aggressivität auf die nächste und übernächste Generation? Dreht sich hier bereits eine Spirale, die uns als Gesellschaft immer aggressiver macht, bis wir, zugegeben ein wenig dystopisch gedacht, daran zerbrechen?

Die wissenschaftliche Disziplin, die Antworten auf solche Fragen liefern kann, ist noch relativ jung und heißt Epigenetik. War es zuvor allgemeiner Konsens in der Lehre der Genetik, dass Vererbung ausschließlich die DNA entscheidet, so hat die Forschung ihre Einschätzung dazu nun geändert. Sie geht davon aus, dass wir im Laufe unseres Lebens erworbene Informationen weitergeben, ohne dass sich dafür eine DNA-Sequenz verändern muss.

Die DNA besteht aus einer Abfolge sogenannter Basenpaare. Sie tragen biologische Informationen von Zelle zu Zelle und geben sie an die Nachkommen weiter. Dies geschieht über etwas, das wir als die »Verpackung« der DNA bezeichnen könnten. Wie wir als Menschen sind, hängt nicht nur davon ab, wie unsere Gene aussehen, sondern auch davon, wie sie verpackt sind.

Dafür müssen wir wissen, die DNA-Fäden liegen nie völlig frei in der Zelle – sie sind verspult – und diese Verspulung entscheidet auch, welche Gensequenzen aktiviert und welche stillgelegt sind. Wie sie das entscheidet, hängt von ihrer elektrischen Ladung ab. Äußere Einflüsse, wie beispielsweise Traumata, können diese elektrische Ladung verändern.

Das kann eine bestimmte Verpackung der DNA bewirken, bei der Gene, die der Herstellung beruhigender Substanzen wie der Hormone Dopamin oder Serotonin dienen, stillgelegt sind. Eine veränderte Verpackung unserer Gene vererben wir dann auch weiter.

Hierzu gibt es spannende Studien. Der Neurobiologe und Wissenschaftsjournalist Peter Spork berichtete beispielsweise von Untersuchungen an Menschen, die während des Zweiten Weltkriegs an starker Unterernährung gelitten hatten. Die Folgen davon wirkten sich auch auf die weiteren Generationen aus. Mussten schwangere Mütter dieser Zeit im ersten Drittel der Schwangerschaft stark Hunger leiden, erhöhte sich für ihre Kinder das Risiko, drogenabhängig zu werden.

Was wir tun oder welchen Umwelteinflüssen wir ausgesetzt sind, beeinflusst also nicht nur unsere Gegenwart und unsere eigene Zukunft, sondern auch das Leben unserer Kinder und womöglich unserer Enkelkinder.

Wissenschaftler des Max-Planck-Instituts in München starteten dazu einen Versuch, bei dem sie Augenzeugen der Terroranschläge vom 11. September auf das World Trade Center untersuchten. Viele litten auch Jahre später noch an den seelischen Folgen, was sich anhand einer erhöhten Zahl von aktivierten Stress-Genen in ihrem Körper dokumentieren ließ. Bei einer zweiten Gruppe an Probanden, die keine psychischen Schäden davongetragen hatten, gab es keine erhöhte Aktivität dieser Stress-Gene. Stress-Gene können wir, verkürzt gesagt, wenn wir sie einmal haben auch mit ihrem starken Wirkungsgrad weitervererben. Womit die These der epigenetischen Spirale der Aggressivität zunehmend an Bedeutung für die Forschung gewinnt oder zumindest gewinnen sollte.

Fazit. Die Überschwemmung aller Lebensbereiche mit synthetischen, hormonell wirksamen Substanzen ist real. Die Wirkung dieser Substanzen auf unseren Geist, unseren Körper und unsere Gefühle ist naheliegend, aber viel zu wenig beforscht. Der Anstieg der Aggressivität bei uns Menschen ist real. Wir verfallen aufgrund von Faktoren, die von außen und von innen auf uns wirken, in einen Wahn, in dem nur noch unsere eigene Meinung zählt, die wir dann mit allen Mitteln zu verteidigen trachten. Das sollten wir insbesondere bei der Genderdebatte berücksichtigen, weil wir sie sonst allzu leicht auf dem Rücken zweier gesellschaftlicher Gruppen austragen, die wir ja eigentlich stärken und nicht schwächen wollen: dem der Frauen und dem der Kinder.

Was zu tun ist

Forderungen an die Politik als Konsequenz eines Buches wirken immer ein wenig hilflos. Fest steht aber auch: Die Genderdebatte durchdringt unsere Gesellschaft auf vielen Ebenen, die mit unserer physischen und psychischen Gesundheit, der physischen und psychischen Gesundheit unserer Kinder, unserer Reproduktionsfähigkeit und mit den Spielregeln der Demokratie als unsere Art des Zusammenlebens zu tun hat. Wenn wir die Dinge hier wieder auf den Boden der Vernunft bringen wollen, schaffen wir das nur gemeinsam, und die dafür vorgesehene Plattform ist die Politik.

Dies, obwohl sie selbst in der Genderdebatte eine mehr als zweifelhafte Rolle spielt. Zum einen sind Politikerinnen und Politiker von Angst getrieben, was noch verständlich ist. Ihnen ist sehr wohl bewusst, dass sie mit dem Thema kaum gewinnen, sehr wohl aber verlieren können. Ein falsches Wort, und schon gehen sie im Shitstorm der Gender-Aktivisten unter, bis sich ihre politische Laufbahn womöglich erübrigt. Deshalb bleiben sie mit ihren Positionen lieber schön in der Mitte des Mainstreams, dort ist es am sichersten.

Gleichzeitig gibt es einen schwer zu fassenden, der Politik anscheinend übergeordneten Trend, der darauf hinweist, dass die Genderdebatte, bewusst oder unbewusst, bestimmten politischen und wirtschaftlichen Gruppen helfen könnte. Jenen Gruppen, die ein Interesse am Rückbau des Konzeptes Demokratie, an der Einschränkung der individuellen Rechte, an der Abhängigkeit des Individuums von staatlichen Strukturen und an der Ablöse der offenen Gesellschaft durch einen neuen digitalen Feudalismus haben: Die Genderdebatte spiegelt uns mit der neuen Möglichkeit zur Wahl des eigenen Geschlechtes eine Freiheit vor, die wir in Wirklichkeit an allen Ecken und Enden verlieren.

Ich habe Kolleginnen und Kollegen gebeten, einige Forderungen zu überprüfen, allenfalls zu korrigieren und in ihrer abschließenden Ausformulierung zu unterstützen. Meine Idee war dabei, ihnen möglichst viel Nachdruck zu verleihen.

Eins. Lassen wir die Kinder wieder Kinder sein

Kinder und Jugendliche in Prägejahren dürfen nicht zur Zielgruppe für die Genderpolitik werden. Programme und Maßnahmen von Bildungs- und Schulpolitik an den Schulen, aber auch Programme und Maßnahmen der Schulen selbst im Rahmen des Aufklärungsunterrichtes müssen die erhöhte Sensibilität und Beeinflussbarkeit von Kindern und Jugendlichen in den Prägejahren respektieren. Politikerinnen und Politiker sowie Pädagoginnen und Pädagogen müssen zur Kenntnis nehmen, dass Kinder und Jugendliche ihre Sexualität am besten selbst entdecken, unbehelligt von Erwachsenen, die nur dann bereitzustehen haben, wenn die Kinder und Jugendlichen mit Fragen auf sie zukommen. Das bedeutet unter anderem auch, dass die Empfehlung von Pubertätsblockern, der forcierte Hinweis auf die Wahlmöglichkeit des eigenen Geschlechtes, Maßnahmen wie Onanierecken oder die verfrühte Sexualisierung durch den Aufklärungsunterricht untersagt gehören. Dementsprechend ist es auch abzulehnen, dass an den Schulen das Gefühl, sich mit dem angeborenen Geschlecht unwohl zu fühlen und es ändern zu wollen, als normal dargestellt wird. Dieses Phänomen betrifft eine sehr kleine Bevölkerungsgruppe. Vertreterinnen und Vertreter dieser Gruppe als neue Identifikationsfiguren hochzustilisieren, dient weder ihr selbst noch irgendjemand anderem. Lassen wir die Kinder einfach wieder Kinder sein!

Zwei. **Keine chirurgischen Eingriffe bei Minderjährigen**

Der Leidensdruck von Transpersonen kann enorm sein und ist selbstverständlich anzuerkennen. Irreversible Eingriffe bereits bei 14-Jährigen sind allerdings unverantwortlich und deshalb ausdrücklich zu verbieten. Kinder und Jugendliche sind noch formbar. Sie unterliegen Modeerscheinungen und gruppendynamischen Effekten innerhalb ihrer Peergroups, die sie nicht als solche identifizieren. Sie folgen Rollenmodellen und allzu oft den falschen, wie viele Eltern wissen, und oft schon wenig später verstehen sie selbst nicht mehr, warum sie bestimmte Dinge gedacht, gesagt oder getan haben. Ihnen geschlechtsumwandelnde Eingriffe zu gestatten, in Form von Pubertätsblockern oder gar von Operationen, könnte heißen, eine dieser Phasen für ihr Leben lang einzufrieren und sie daran zu ketten. Kindern und Jugendlichen mit solchen Nöten müssen wir psychologische Hilfe zur Verfügung stellen. Reden wir mehr über den Mangel daran als über faktenschaffende Operationen. Österreich und auch Deutschland haben in diesem Bereich Nachholbedarf. Es braucht für alle betroffenen jungen Menschen niederschwellige Angebote sowie Psychotherapieplätze, Selbsthilfegruppen und ähnliches. Wir helfen ihnen damit weitaus mehr, als wenn wir sie mit 14 mit Pubertätsblockern vollpumpen und ihnen erlauben, sich anschließend den Penis oder die Brüste amputieren zu lassen.

Drei. **Umweltverschmutzung heißt auch Hormonverschmutzung**

Warum sprechen wir über die Plastikflut in den Meeren, aber nicht über die Flut an künstlichen Östrogenen, die unseren gesamten Alltag überschwemmt? Weil wir das

Plastik sehen können, die Hormone aber nicht. Was bewirken sie? Welche Rolle spielen sie bei der schwindenden Fruchtbarkeit der Frauen, der rapide schlechter werdenden Spermienqualität der Männer und der zunehmenden Verwirrung von jungen Menschen über ihr Geschlecht beziehungsweise ihre sexuelle Identität? Warum beantworten wir diese Fragen nicht? Warum beforschen wir dieses Phänomen, das uns als Gesellschaft von unserem Innersten heraus, also vom Innersten unserer Körper, verändern kann, kaum? Wir können bereits jetzt schwerwiegende Entwicklungen in der Tierwelt sehen und wir wissen, dass Umwelthormone auch Auswirkungen auf uns Menschen haben, wir wissen nur noch nicht genau genug, welche. Es ist eine politische Aufgabe, diese Flut an Umweltöstrogenen zu thematisieren, bewusst zu machen, ihre Folgen zu bestimmen und sie einzudämmen. Diese Aufgabe ist mindestens ebenso wichtig wie der Kampf gegen den Klimawandel oder jede andere Form von Umweltverschmutzung.

MEMORANDUM

Geschlechterrollen sollen abgeschafft werden, nicht aber das Geschlecht. Dies hätte auch für die geschlechtsspezifische Medizin Implikationen.

Erstens. Da die Zahl derer, die wegen ihrer Geschlechtsidentität professionelle Unterstützung suchen, ansteigt, müssen Gesellschaft und Medizin die Rechnung tragen und ausreichend Mittel und diesbezügliches Fachpersonal bereitstellen, um einen unnötig langen Belastungsweg der Betroffenen zu vermeiden.

Zweitens. Auch die Wissenschaft muss sich mehr dieser Thematik widmen, da in vielen Fragestellungen prospektive Studien fehlen. Deshalb sollen – soweit dies möglich ist – die psychiatrischen, endokrinologischen und chirurgischen Interventionen in anonymisierter Form für eine weitere wissenschaftliche Aufarbeitung erfasst werden.

Dittens. So wie bei allen medizinischen Behandlungen und Eingriffen muss eine dokumentierte Aufklärung unter Einbeziehung des derzeitigen Wissensstandes erfolgen. Dies betrifft vor allem das Malignomrisiko hormoneller Behandlungen, die Nebenwirkungen und möglichen Komplikationen chirurgischer Interventionen und Langzeitfolgen, die bei der Beeinflussung der Pubertätsentwicklung entstehen können.

Viertens. Da gerade in der Pubertät die Entscheidungsfähigkeit des heranwachsenden Menschen noch nicht abgeschlossen ist, muss jede Intervention in dieser Lebensphase mit großer Vorsicht vorgenommen werden. Die Umstellung der GABAergen in die glutaminerge Neurotransmission ist gerade beim weiblichen Geschlecht mit passageren Stimmungsschwankungen verbunden, für die eine Transidentität keine Lösung der Probleme darstellt. Dies gilt es in den vorangehenden psychologischen Gesprächen genauso zu klären wie die Frage, ob ein eindeutiger oder nur vager Wunsch nach Transidentität vorliegt. Während bei ersterem die Therapieaufschiebung Beschwerden prolongieren könnte, wäre bei zweiterem eine hormonell doch einschneidende Pubertätsunterbrechung die wahrscheinlich größere Belastung. Dies auch deshalb, weil selbst nach abgeschlossener Pubertät eine Antihormontherapie möglich ist.

Fünftens. Da die Pubertät biologisch mit Recht als »geschützte Phase des Aufwachsens« bezeichnet wird, sollen Informationen über geschlechtliche Transidentität erst dann gegeben werden, wenn das Kind von sich aus diesbezügliche Fragen stellt, was den Erziehungsberechtigten nicht verborgen bleibt. Das »Überwältigungsverbot« des »Beutelsbacher Konsensus« möge auch hier zur Anwendung kommen.

Sechstens. Alice Schwarzers Forderung, wohl die Geschlechtsrollen abzuschaffen, nicht aber das Geschlecht selbst, ist auch die Meinung vieler Wissenschaftler, die sich seit Jahrzehnten bemühen, eine frauenspezifische Behandlung zu etablieren. Das von der Koalition geplante »Offenbarungsverbot« würde für die Betroffenen medizinische Nachteile bringen – so zum Beispiel bei der geschlechtsspezifischen Medikamentenverordnung, die durch eine willentliche Transidentität nicht mitverändert wird.

Siebtens. Die biologische Unterschiedlichkeit der Geschlechter ist nicht nur, letztendlich aber doch vor allem durch die Unveränderlichkeit der chromosomalen Konstellationen bedingt. So besitzen XX-Trägerinnen ein anderes immunologisches Reaktionsmuster, was letztendlich zur höheren COVID-Überlebensrate beim weiblichen Geschlecht beitrug. Andererseits steuern XX-Gene Enzyme, die deren Trägerinnen anfälliger für Morbus Alzheimer machen – um nur wenige Beispiele pars pro toto zu nennen.

Achtens. Neben der genetischen Determinierung sind beide Geschlechter bereits seit der Schwangerschaft epigenetisch unterschiedlich geprägt – was auch durch eine gegengeschlechtliche Hormonbehandlung nicht nivelliert werden kann. Für das Verständnis zahlreicher Erkrankungen ist diese Unterschiedlichkeit wichtig.

Neuntens. Neueste wissenschaftliche Erkenntnisse zeigen, dass neben dem Genom und dem Epigenom auch microRNA-Regulationsmechanismen nicht aufhebbare Unterschiede zwischen den beiden Geschlechtern aufweisen – dies wird zunehmend in die klinisch angewandte Medizin einfließen und würde durch eine nicht in Evidenz gehaltene Änderung des Geschlechtes für Betroffene gesundheitliche Nachteile haben.

Zehntens. Ob die zunehmende Geschlechtsinkongruenz durch ein vermehrtes Outen der Betroffenen oder durch exogene Faktoren, die den Wunsch nach einer Transidentität anregen, bedingt ist, muss durch weitere wissenschaftliche Arbeiten erhellt werden. Dabei soll der Fokus vor allem auf die Frage gerichtet sein, ob Umweltbelastungen, Feinstaubexposition und Xenosteroide auf die Prägemechanismen der Geschlechtsidentifikation Einfluss nehmen können.

WEITERFÜHRENDE LITERATUR

Arnold, A. P. (2009). *The organizational-activational hypothesis as the foundation for a unified theory of sexual differentiation of all mammalian tissues.* Hormones and Behavior, 55(5), 570–578. https://doi.org/10.1016/j.yhbeh.2009.03.011.

Becker, M. & Hesse, V. (2020). *Minipuberty: Why Does it Happen?* Hormone Research in Paediatrics, 93(2), 76–84. https://doi.org/10.1159/000508329.

Carmona, S., Martínez-García, M., Paternina-Die, M., Barba-Müller, E., Wierenga, L. M., Alemán-Gómez, Y., Pretus, C., Marcos-Vidal, L., Beumala, L., Cortizo, R., Pozzobon, C., Picado, M., Lucco, F., García-García, D., Soliva, J. C., Tobeña, A., Peper, J. S., Crone, E. A., Ballesteros, A., ... Hoekzema, E. (2019). *Pregnancy and adolescence entail similar neuroanatomical adaptations: A comparative analysis of cerebral morphometric changes.* Human Brain Mapping, 40(7), 2143–2152. https://doi.org/10.1002/hbm.24513.

Case, L. K. & Teuscher, C. (2015). *Y genetic variation and phenotypic diversity in health and disease.* Biology of Sex Differences, 6(1). https://doi.org/10.1186/s13293-015-0024-z.

Case, L. K., Wall, E. C., Dragon, J. A., Saligrama, N., Krementsov, D. N., Moussawi, M., Zachary, J. F., Huber, S. A., Blankenhorn, E. P. & Teuscher, C. (2013). *The Y chromosome as a regulatory element shaping immune cell transcriptomes and susceptibility to autoimmune disease.* Genome Research, 23(9), 1474–1485. https://doi.org/10.1101/gr.156703.113.

Chen, D., Berona, J., Chan, Y., Ehrensaft, D., Garofalo, R., Hidalgo, M. A., Rosenthal, S. M., Tishelman, A. C. & Olson-Kennedy, J. (2023). *Psychosocial Functioning in Transgender Youth after 2 Years of Hormones.* The New England Journal of Medicine, 388(3), 240–250, https://doi.org/10.1056/nejmoa2206297.

Chua, H.-H., Tsuei, D.-J., Lee, P.-H., Jeng, Y.-M., Lu, J., Wu, J.-F., Su, D.-S., Chen, Y.-H., Chien, C.-S., Kao, P.-C., Lee, C.-N., Hu, R.-H., Ni, Y.-H. & Chang, M.-H. (2015). *RBMY, A Novel Inhibitor of Glycogen Synthase Kinase 3β, Increases Tumor Stemness and Predicts Poor Prognosis of Hepatocellular Carcinoma.* Heptatology, 62(5), 1480-81, DOI 10.1002/hep.27996.

Clocchiatti, A., E, C., Zhang, Y. & Dotto, G. P. (2016). *Sexual dimorphism in cancer.* Nature Reviews Cancer, 16(5), 330–339. https://doi.org/10.1038/nrc.2016.30.

Gabory, A., Roseboom, T. J., Moore, T., Moore, L. G. & Junien, C. (2013). *Placental contribution to the origins of sexual dimorphism in health and diseases: sex chromosomes and epigenetics.* Biology of Sex Differences, 4(1). https://doi.org/10.1186/2042-6410-4-5.

Gardner, D. K., Larman, M. G. & Thouas, G. A. (2010). *Sex-related physiology of the preimplantation embryo.* Molecular human reproduction, 16(8), 539–547. https://doi.org/10.1093/molehr/gaq042.

Gegenhuber, B. & Tollkuhn, J. (2022). *Epigenetic Mechanisms of Brain Sexual Differentiation.* Cold Spring Harbor: Cold Spring Harbor Laboratory Press.

Dewing, P., Chiang, C. W. K., Sinchak, K., Sim, H., Fernagut, P., Kelly, S., Chesselet, M., Micevych, P. E., Albrecht, K. A., Harley, V. R. & Vilain, E. (2006). *Direct Regulation of Adult Brain Function by the Male-Specific Factor SRY*. Current Biology, 16(4), 415–420. https://doi.org/10.1016/j.cub.2006.01.017.

Dunford, A., Weinstock, D. M., Savova, V., Schumacher, S. E., Cleary, J. D., Yoda, A., Sullivan, T. J., Hess, J. M., Gimelbrant, A. A., Beroukhim, R., Lawrence, M. S., Getz, G. & Lane, A. N. (2017). *Tumor-suppressor genes that escape from X-inactivation contribute to cancer sex bias*. Nature Genetics, 49(1), 10–16. https://doi.org/10.1038/ng.3726.

Freitas, C. C. M. d. C. & Osório F. d. L. (2022). *Moral judgement and hormones: A systematic literature review*. PLoS ONE, 17(4), https://doi.org/10.1371/journal.pone.0265693.

Gegenhuber, B. & Tollkuhn, J. (2019). *Sex Differences in the Epigenome: A Cause or Consequence of Sexual Differentiation of the Brain?* Genes, 10(6), 432, https://doi.org/10.3390/genes10060432.

Gerdts, E. & Regitz-Zagrosek, V. (2019). *Sex differences in cardiometabolic disorders*. Nature Medicine, 25(11), 1657–1666. https://doi.org/10.1038/s41591-019-0643-8.

Hodes, G. E. & Epperson, C. N. (2019). *Sex Differences in Vulnerability and Resilience to Stress Across the Life Span*. Biological Psychiatry, 86(6), 421–432. https://doi.org/10.1016/j.biopsych.2019.04.028.

Ippolito, J. E., Yim, A. K., Luo, J., Chinnaiyan, P. & Rubin, J. B. (2017). *Sexual dimorphism in glioma glycolysis underlies sex differences in survival.* JCI insight, 2(15). https://doi.org/10.1172/jci.insight.92142.

Josso, N., Rey, R. A. & Pask, A. (2022). *Editorial: Fetal testicular hormones.* Frontiers in Endocrinology, 13:1090088, doi:10.3389/fendo.2022.1090088.

Kuehn, B. M. (2020, 8. Januar). *In Alzheimer Research, Glucose Metabolism Moves to Center Stage.* JAMA, 323(4), 297-299, doi:10.1001/jama.2019.20939.

Kumsta, R., Marzi, S. J., Viana, J., Dempster, E., Crawford, B., Rutter, M., Mill, J. & Sonuga-Barke, E. J. (2016). *Severe psychosocial deprivation in early childhood is associated with increased DNA methylation across a region spanning the transcription start site of CYP2E1.* Translational Psychiatry, 6(6), e830. https://doi.org/10.1038/tp.2016.95.

Libert, C., Dejager, L. & Pinheiro, I. (2010). *The X chromosome in immune functions: when a chromosome makes the difference.* Nature Reviews Immunology, 10(8), 594–604. https://doi.org/10.1038/nri2815.

Marsh, N., Scheele, D., Postin, D., Onken, M. & Hurlemann, R. (2021). *Eye-Tracking Reveals a Role of Oxytocin in Attention Allocation Towards Familiar Faces.* Frontiers in Endocrinology, 12. https://doi.org/10.3389/fendo.2021.629760.

Mauvais-Jarvis, F., Merz, C. N. B., Barnes, P. J., Brinton, R. D., Carrero, J. J., DeMeo, D. L., De Vries, G. J., Epperson, C. N., Govindan, R., Klein, S. L., Lonardo, A., Maki, P. M., McCullough, L. D., Regitz-Zagrosek, V.,

Regensteiner, J. G., Rubin, J. B., Sandberg, K. & Suzuki, A. (2020). *Sex and gender: modifiers of health, disease, and medicine.* The Lancet, 396, 565–582.

May, M. (2016). *Sex on the brain: Unraveling the differences between women and men in neurodegenerative disease.* Nature Medicine, 22(12), 1370–1372. https://doi.org/10.1038/nm1216-1370.

McCarthy, M. M., Auger, A. P., Bale, T. L., De Vries, G. J., Dunn, G. M., Forger, N. G., Murray, E., Nugent, B. M., Schwarz, J. M. & Wilson, M. E. (2009). *The Epigenetics of Sex Differences in the Brain.* The Journal of Neuroscience, 29(41), 12815–12823. https://doi.org/10.1523/jneurosci.3331-09.2009.

Seebacher, F. & Krause, J. (2019). *Epigenetics of Social Behaviour.* Trends in Ecology and Evolution, 34(9), 818–827, https://doi.org/10.1016/j.tree.2019.04.017.

Shay, D. A., Vieira-Potter, V. J. & Rosenfeld, C. S. (2018). *Sexually Dimorphic Effects of Aromatase on Neurobehavioral Responses.* Frontiers in Molecular Neuroscience, 11. https://doi.org/10.3389/fnmol.2018.00374.

Spork, P. (2022, 12. August). *Biologie der Geschlechter: Wie das »männliche« Gehirn entsteht.* RiffReporter. Zuletzt aufgerufen am 25.10.22 unter: https://www.riffreporter.de/de/wissen/mann-frau-geschlecht-sexuelle-orientierung-gehirn-epigenetik.

Vega-Vela, N. E., Osorio, D., Avila-Rodriguez, M., Gonzalez, J., Garcia-Segura, L. M., Echeverria, V. & Barreto, G. E. (2017). *L-Type Calcium Chan-*

nels Modulation by Estradiol. Molecular Neurobiology, 54(7), 4996–5007. https://doi.org/10.1007/s12035-016-0045-6.

Ventura-Clapier, R., Dworatzek, E., Seeland, U., Kararigas, G., Arnal, J., Brunelleschi, S., Carpenter, T. C., Erdmann, J., Franconi, F., Giannetta, E., Glezerman, M., Hofmann, S. M., Junien, C., Katai, M., Kublickiene, K., König, I. R., Majdic, G., Malorni, W., Mieth, C., . . . Regitz-Zagrosek, V. (2017). *Sex in basic research: concepts in the cardiovascular field.* Cardiovascular Research, 113(7), 711–724. https://doi.org/10.1093/cvr/cvx066.